Dr. med. Erika Mendoza
Dr. med. Hans-Arrien Berger

Krampfadern

**So werden sie behandelt -
so können Sie vorbeugen**

*Ein Ratgeber
von Kneipp bis CHIVA*

Krampfadern

Ein Ratgeber von Kneipp bis CHIVA

Inhaltsangabe

Mendoza, E., Berger H.A. - Krampfadern

Krampfadern verstehen

Das Venensystem
Entstehung von Krampfadern
Was Krampfadern begünstigt

Die Erkrankung „Krampfadern" zu verstehen ist nicht so einfach, wie man meinen könnte – viele Aspekte dieser so häufigen Erkrankung sind noch nicht erforscht! Krampfadern gehören zu den häufigsten Erkrankungen in Mitteleuropa. Sie sind zwar in aller Regel nicht lebensbedrohlich, doch verursachen sie meist Beschwerden und beeinträchtigen die Lebensqualität des Einzelnen erheblich. Betroffene werden durch falsche Informationen und unsachgemäße Darstellungen verunsichert, die befragten Ärzte sprechen oft eine dem Laien schwer verständliche Sprache.

Die Erkrankung schreitet meist nur langsam voran, so dass der Patient in der Regel Zeit hat, sich in Ruhe zu informieren und dann zusammen mit dem Arzt seines Vertrauens zu entscheiden.

Wer sich mit seiner Erkrankung beschäftigt und sich umfangreich über die Untersuchungs- und Behandlungsmethoden, die zur Verfügung stehen, informiert, kann seinem Arzt mit den "richtigen" Fragen entgegentreten und als mündiger Patient selbst entscheiden, welche Behandlung für ihn die Beste ist.

Denn eine Behandlung ist in jedem Fall notwendig, sonst können Krampfadern zu dauerhaften Beschwerden führen.

Adern
Der Begriff „Adern" gilt für alle Blutgefäße, Arterien und Venen.

Der Blutkreislauf

Ein verzweigtes Netz kleiner und großer Adern durchzieht den ganzen Körper; das darin fließende Blut versorgt den gesamten Organismus mit Sauerstoff und Nährstoffen; Abfallprodukte hingegen werden abgeleitet.

Das Blut transportiert also Sauerstoff aus der Lunge und Nährstoffe aus Magen und Darm zu anderen Organen. Stoffwechselprodukte, die nicht benötigt werden, werden zu Nieren, Leber, Darm und zur Haut transportiert, um dort abgebaut zu werden.

Doch nicht nur das: Das Blut befördert ebenso Hormone, Salze, Wasser und Eiweißstoffe und reguliert die Körpertemperatur. Innerhalb dieses Systems leiten die Arterien (Schlagadern) das Blut vom Herzen weg zu den Organen, die Venen hingegen transportieren es zum Herzen zurück. Die Kapillaren, kleinste Blutgefäße, verbinden Arterien und Venen miteinander.

Das Herz ist das Zentrum der Blutbewegung. Es pumpt das Blut von der linken Herzkammer in die Hauptschlagader (Aorta); von dort aus gelangt es in Kopf, Arme, Rumpf und Beine. Die Venen des Beines haben die Aufgabe, das verbrauchte Blut aus den Beinen zum Herzen zurückzuführen.

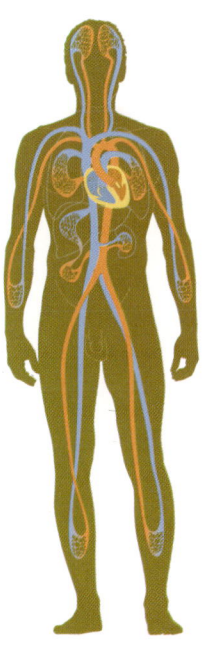

Blutkreislauf
Schlagadern sind rot, Venen blau und das Herz ist gelb dargestellt.

Die Beinvenen

Das Blut in den Venen unterliegt nicht der Pumpfunktion des Herzens. Es gibt keinen "Motor", der das verbrauchte Blut zum Herzen zurückführt. Beim stehenden Menschen muss das verbrauchte Blut entgegen der Schwerkraft von den Füßen zum Herzen aufsteigen. Die Beinvenen lassen sich in zwei Systeme aufteilen: Das *tiefe Venensystem*, das in den Muskeln verläuft, in der Nähe der Knochen, und das

Die Venen des Beines
haben als Organ die Aufgabe, den Abfluss des verbrauchten Blutes aus dem Bein zu gewährleisten.

Venensystem des Beines

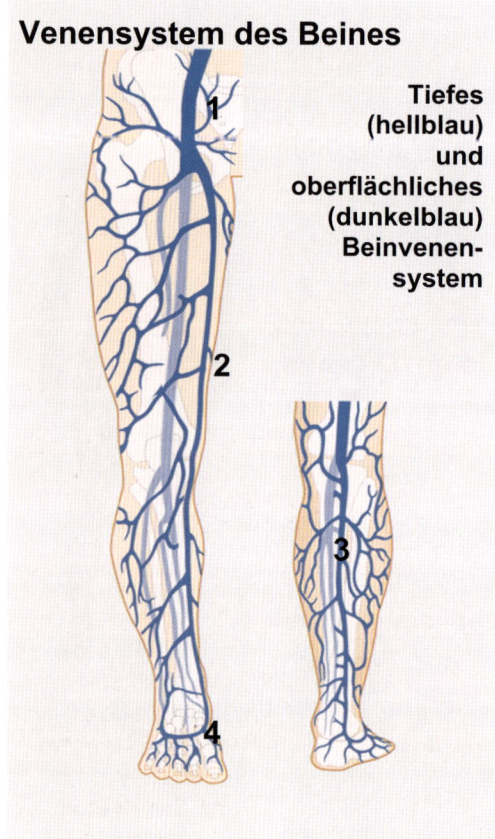

Tiefes
(hellblau)
und
oberflächliches
(dunkelblau)
Beinvenen-
system

1 Beckenvene
2 Vordere
   Sammelvene
3 Hintere
   Sammelvene
4 Venöser
   Fußrücken-
   bogen

oberflächliche *Venensystem,* das unter der Haut verläuft und auf den Muskeln liegt. Das oberflächliche Venensystem sammelt das Blut aus der Haut. Es bildet im Unterhautfettgewebe ein ausgeprägtes Netz, das dem Wärme- und Kälteaustausch mit der Umgebung dient und der Haut hilft, unseren Körper gegen Eindringlinge (Keime) zu verteidigen.

Vom Innenknöchel zur Leiste verläuft die wichtigste Vene (*Vena saphena magna oder vordere Sammelvene*) dieses oberflächlichen Venensystems, in die viele Seitenäste münden. Sie gibt ihr Blut über zahlreiche Verbindungsvenen in die tiefen Venen ab und mündet in der Leiste in das tiefe Venensystem. Vom Außenknöchel zur Kniekehle verläuft die hintere Sammelvene (*Vena saphena parva*). Im tiefen Venensystem läuft das Blut aus den oberflächlichen Venen mit dem Blut aus den Muskeln zusammen. Die tiefen Venen befördern sehr viel Blut zum Herzen.

Klappen und Pumpmechanismus

Um ein Zurückfließen zum Fuß zu verhindern, sind alle größeren Venen des Beines, oberflächliche, tiefe und Verbindungsvenen, mit Klappen ausgestattet, die als Rückschlagventile wirken. Diese Klappen kann man sich wie kleine Segel vorstellen, die an der Venenwand verankert sind und sich in der Mitte der Vene treffen. Sie weisen eine Krümmung auf, so dass ein aufwärts gerichteter Fluss sie leicht anheben kann, aber ein rückwärts gerichteter Fluss sie fest zusammenpresst und die Vene verschließt.

Die tiefen Beinvenen unterliegen einem sehr wirksamen Pumpmechanismus: bei jeder Bewegung werden sie durch die umliegenden Muskeln zusammen gedrückt. Das funktioniert wie eine Rollenpumpe, die einen Schlauch von unten nach oben leer presst. Bei Erschlaffung der Muskeln fließt das Blut aus den oberflächlichen Venen in das tiefe Venensystem über die Verbindungsvenen nach.

Die Muskelpumpe ist der effektivste Motor für das Venenblut im Bein. Ohne sie ist ein gesunder Rücktransport des verbrauchten Blutes zum Herzen unmöglich.

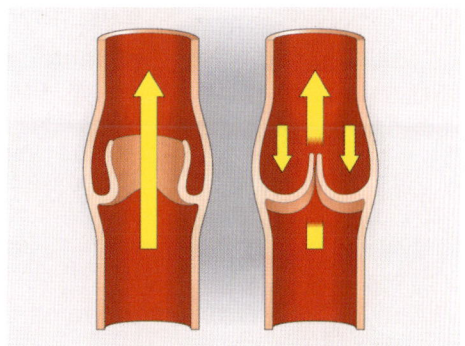

Venenklappen im Fluss und Rückfluss

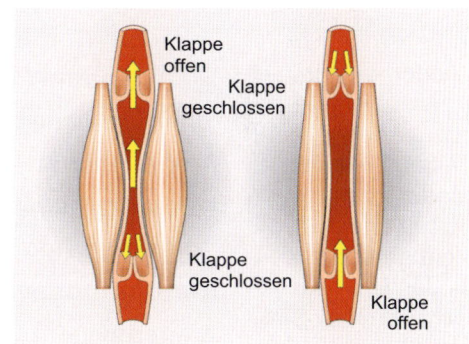

Die Muskelpumpe, links: Anspannung, rechts Entspannung

Das Lymphsystem

Zwischen den Zellen und dünnsten Kapillaren aller Gewebe im Körper befindet sich Flüssigkeit. In ihr lösen sich unsere Nährstoffe und Mineralien. Den Rücktransport dieser Flüssigkeit in unseren Kreislauf übernimmt das Lymphsystem. Es besteht aus feinsten Gefäßen, den Lymphbahnen. Sie bilden ein Geflecht um die oberflächlichen und tiefen Beinvenen. Da beim längeren Stehen oder Sitzen das Blut nicht durch die Muskelpumpe zum Herzen befördert wird, füllen sich die Kapillaren an den Knöcheln immer mehr mit Blut. Es tritt dann übermäßig Flüssigkeit aus den Kapillaren in das Gewebe, die Lymphbahnen nehmen vermehrt Flüssigkeit auf und werden überfordert. Dies hat beim

1. Zelle
2. Kapillare
3. Lymphgefäß
4. Vene

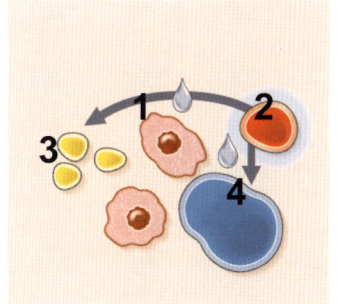

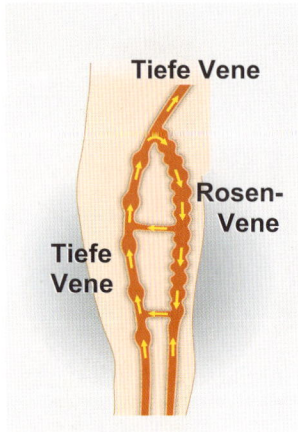

Tiefe Vene

Rosen-Vene

Tiefe Vene

Wiederholungs-kreislauf: Das schlackenreiche Blut fließt immer wieder zu den Füßen und wird nicht erneuert, weil es das Bein gar nicht verlässt. Die oberflächlichen Venen werden gedehnt.

Trotz ihrer Dehnung, trotz des Rückflusses in den Krampfadern, erfüllen sie nach wie vor ihre Aufgabe, das Blut aus den Seitenästen unter der Haut in das tiefe Venensystem zu führen.

Gesunden eine vorübergehende, beim Krampfader-patienten eine dauerhafte Beinschwellung zur Folge.

Wie entstehen Krampfadern?

Unter dem Begriff „Krampfadern" werden sehr viele unterschiedliche Ausprägungsformen derselben Erkran-kung zusammengefasst. Trotz dieser Vielfalt liegt allen Krampfadern dieselbe Blutflussstörung zugrunde. An einem Punkt des Venensystems (oberer Rückflusspunkt genannt) beginnt ein Rückfluss aus dem tiefen in das oberflächliche Venensystem und läuft über die oberflächliche Vene fußwärts, also in die falsche Richtung. Dieses Blut versackt nicht irgendwo im Bein, wie oft fälschlicherweise angenommen wird, sondern tritt über eine gesunde Verbindungsvene weiter unten wieder in das tiefe Venensystem ein. Nach einer Aktivierung der Muskelpumpe fließt es in den tiefen Venen aufwärts, bis es wieder den oberen Rückflusspunkt erreicht, nur um hier erneut rückwärts zu fließen. Damit ist ein Kreis geschlossen. Wir sprechen bei Krampfadern deswegen auch von Wieder-holungskreisläufen.

Diese überlasten die oberflächlichen Venen mit Blut, die sichtbare Dehnung der Venen ist eine der Folgen. Es fließt also eine viel größere Menge Blut durch die oberflächlichen Venen als vorgesehen.

Eine gewisse Menge verbrauchtes Blut – es kann bis zu einem Liter sein! – kreist nur im Bein und steht dem Körperkreislauf nicht zur Verfügung.

Zusammenfassend kann man Krampfadern so definieren:

- Mehr oder weniger erweiterte Venen des oberflächlichen Venensystems

Mendoza, E., Berger H.A. - Krampfadern

- In ihnen fließt das Blut rückwärts, statt aufwärts
- Es liegen Wiederholungskreisläufe vor.

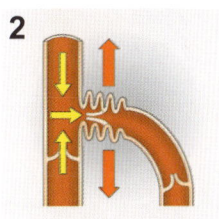

Die Ursachen von Krampfadern

Obwohl die Entstehungsmechanismen der Krampfadern noch nicht erforscht sind, hat man Modelle zur Erklärung entwickelt. Eines stellen wir Ihnen am Beispiel der vorderen Sammelvene vor:

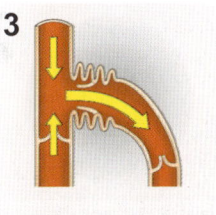

Bei erhöhtem Druck im Bauchraum (zum Beispiel beim Pressen) strebt das Blut in den Bauchvenen zurück in das Bein. Unterhalb der Leiste stößt es auf die erste Klappe in der tiefen Beinvene, so dass es hier nicht weiter rückwärts fließen kann. Die tiefe Beinvene und ihre Klappen sind in der Muskulatur gut verankert, sie gehen nur durch Thrombosen kaputt, aber nicht durch Druck.

In der Leiste findet das Blut jedoch einen Punkt mit geringerem Widerstand: Die Mündung der oberflächlichen Vene. Hier befindet sich zwar auch eine Klappe, die oberflächliche Vene selbst ist aber nicht von Muskeln umgeben. Ihre Wand wird dem Druck ausgesetzt und kann nachgeben.

Irgendwann hat sie sich so gedehnt, dass die Klappenblätter sich nicht mehr treffen. Die Klappe schließt nicht mehr und das Blut kann rückwärts in das oberflächliche Venensystem eintreten. So werden die oberflächlichen Venen mit einer großen Blutmenge überladen und gedehnt.

Die eigentliche Ursache für Krampfadern ist bis heute nicht bekannt. Man weiß nicht ob wie hier beschrieben zuerst die Dehnung der Vene vorliegt und die Klappe daher nicht mehr schließen kann – oder ob zunächst die Klappe nicht schließt

Entstehung einer Krampfader:
1 Zusammenfluss der oberflächlichen Sammelvene in die tiefe Beinvene in der Leiste mit gesunden Klappen
2 + 3 Durch Druck dehnt sich die Venenwand. Das Blut fließt in die oberflächliche Beinvene.

und sich die Vene daher anschließend durch den Blutrückfluss weitet.

Offensichtlich ist, dass im Gewebe der Venenwand und der Klappen eine Fehlfunktion vorliegt, die möglicherweise erblich ist. Diese Tatsache wurde jedoch wissenschaftlich noch nicht belegt. Die familiäre Häufung, die bei den Krampfadern durchaus zu erkennen ist, muss nicht erblich bedingt sein, sie kann auch auf ähnliche Gewohnheiten, Nahrung und Umwelteinflüsse zurückgeführt werden.

Die so genannte Bindegewebsschwäche, die allseits für Krampfadern verantwortlich gemacht wird, konnte auch noch nie wissenschaftlich als Ursache belegt werden. Untersuchungen ergaben, dass die Fasern in der Wand der erkrankten Venen im Vergleich zu gesunden Venen gelockert sind. Diese Lockerung ist allerdings die unweigerliche Folge der Venenwanddehnung. Sie muss nicht ihre Ursache sein.

Gegen die Bindegewebsschwäche als Auslöser von Krampfadern sprechen folgende banale Beobachtungen:

- Häufig liegen Krampfadern nur an einem Bein vor.
- An einem Bein sind jeweils immer nur einige Venen befallen, benachbarte Venen sind gesund.
- Sportler mit straffen Muskeln und fester Haut haben auch Krampfadern.

Lediglich die bei manchen Frauen am gesamten Bein sehr verbreiteten Besenreiser könnten durch ein erschlafftes Bindegewebe verursacht werden.

Wie wirken die begünstigenden Faktoren?

Obwohl die Ursache der Krampfadern nicht bekannt ist, kennt man Bedingungen, die ihre Entwicklung fördern. Man spricht von begünstigenden Faktoren.

Es gibt eine große Zahl an Faktoren, die die Entwicklung von Krampfadern fördern. Sie wirken auf drei verschiedenen Ebenen:
- Abflusshindernis
- Entspannung der Venenwand
- Ausschaltung oder Behinderung der Muskelpumpe

Abflusshindernis

Das Blut aus den tiefen Beinvenen läuft im Bauch in der Hohlvene zusammen und gelangt über diese Vene schließlich zum Herzen. Ein erhöhter Druck im Bauch wirkt daher auf das Venensystem beider Beine, das Blut staut sich zurück (in Richtung Beine). Die Arterien transportieren jedoch weiterhin Blut, so dass es sich schließlich in den Venen sammelt und diese sich dehnen.

Auslösende Faktoren für diesen schädlichen Druck sind:
- Enge Kleidung (Korsagen und Mieder)
- Hartleibigkeit (der volle Darm drückt auf die Venen, beim Stuhlgang muss stärker gepresst werden)
- Schwangerschaft (durch den Druck auf die Hohlvene)
- Sportarten mit Bauchpresse
- Schweres Heben
- Chronischer Husten

Auch in den Leisten oder im Verlauf des Beines kann Druck auf die Venen ausgeübt werden, durch
- enge Unterhosen oder Hosen,
- Sitzen mit angewinkelten Beinen, Hockstellung,
- Überschlagen der Beine

Die **Entspannung der Venenwand** bewirkt eine Weitstellung der Venen, ohne dass ein hoher Druck auf sie einwirkt. Dadurch füllt sich die Vene überflüssigerweise mit viel Blut, es fließt langsamer. Die Venenwandentspannung wird verursacht durch
- Hormone (Pille, Wechseljahrshormone, Schwangerschaft)
- Alkohol
- Wärme
- Eventuell gewisse Medikamente zur Blutdrucksenkung.

Der Verschluss der tiefen Beinvenen stellt auch eine Form der Abflussbehinderung dar. Er wird auf Seite 23 ff besprochen.

Bürstenmassagen deren durchblutungsfördernde Wirkung gepriesen wird, können die Blutgefäße in der Haut dehnen und Besenreiser zur Folge haben!

Die **Ausschaltung oder Behinderung der Muskelpumpe** stellt nur am stehenden oder sitzenden Menschen einen Risikofaktor für Krampfaderbildung dar, da nur in diesem Fall die Schwerkraft mit Hilfe der Muskelpumpe überwunden werden muss. Schafft es die Muskelpumpe nicht, alles Blut aus den tiefen Beinvenen zum Herzen zu pumpen, staut es zurück und dehnt die Venen.

Die Muskelpumpe ist beeinträchtigt durch

- unnatürlich langes Stehen oder Sitzen,
- hohe Absätze oder starre Schuhsohlen, die das Abrollen des Fußes vermeiden
- Muskel- und Nervenerkrankungen an den Beinen (Lähmungen)
- Psychopharmaka, die die Muskeln erschlaffen lassen oder das Zusammenspiel der Muskeln stören.

Da wir die Ursache der Krampfadern nicht kennen, können wir lediglich versuchen, diese Faktoren auszuschalten, um der Erkrankung vorzubeugen.

Wenn man die Venen sieht ...

Nicht alle sichtbaren Venen sind Krampfadern: Bei dünner Haut kann das oberflächliche Venennetz durchschimmern und mit einer netzartigen Krampfader verwechselt werden. Dieser Zustand ist nicht krankhaft.

Ebenso können die gesunden Sammelgefäße und ihre Seitenäste deutlich hervortreten. Sie stellen sich als geradlinig verlaufende, aufliegende Venen dar, wie man es manchmal am Arm sehen kann.

Insbesondere auf dem Fußrücken ist der sog. Venenbogen meist gut zu sehen. Diese Vene verbindet die beiden Sammelvenen miteinander und ist daher kräftig sichtbar.

> Auch im Liegen, zum Beispiel während eines Krankenhausaufenthaltes, kann die Inaktivität der Muskelpumpe eine tiefe Beinvenenthrombose bewirken.

> Dass übergewichtige Personen häufiger an Krampfadern erkranken, wird immer wiederholt, konnte aber nicht belegt werden.

Mendoza, E., Berger H.A. - Krampfadern

Wenn die Beine geschwollen sind...

Es gibt unterschiedliche Ursachen für die Schwellung eines Beines. Sie sind nicht leicht voneinander zu unterscheiden, jedoch gibt es ein paar Anhaltspunkte:

Das *Lymphödem* beruht auf der Erkrankung der Lymphbahnen – es kann eine Begleiterscheinung von Krampfadern sein (wenn die Lymphbahnen von der vielen Flüssigkeit aus den Krampfadern überlastet ist, siehe Seite 20). Das Lymphödem kann auch an einer Erkrankung der Lymphbahnen liegen, z.B. nach Bestrahlung, nach Operation oder auch ohne bekannten Grund. Nicht nur die Wade, sondern auch der Fußrücken ist stark geschwollen, die Zehen sind ganz schlank.

Das *Lipödem* bildet sich im Lauf der Jahre aus. Wasser lagert sich im Unterhautfettgewebe ein, das Bein wird immer stärker – sportliche Betätigung fällt schwerer. Dadurch wird aber immer mehr Wasser eingelagert. Im Lauf der Zeit kann es zur Drosselung des Blutflusses im Unterhautgewebe kommen, ganz einfach, weil der Druck der Flüssigkeit so hoch ist, dass kein Blut mehr einströmen kann. Die Haut wird holzig und braun, es kann zu denselben Veränderungen wie bei Krampfadern kommen, auch wenn die Durchblutung eigentlich in Ordnung ist. Typischerweise endet die Schwellung am Knöchel, der Fußrücken ist schlank. Entstauungstherapie und Sport können helfen, diesem Problem entgegenzuwirken, halten kann man den Erfolg mit Kompressionsstrümpfen.

Andere Ursachen für Wasseransammlungen wurden oben beschrieben. Hilfe bei der Diagnose bietet Ihnen nicht nur der Venen-Spezialist, da die Ursachen oft außerhalb dieses Gebietes liegen. Ein Besuch beim Internisten ist immer anzuraten.

Die Krankheit Krampfadern

Wie sehen sie aus?
Was für Beschwerden verursachen sie?
Thrombosen und Venenentzündungen
Notfälle rund um Krampfadern

Müde Beine, geschwollene Knöchel, Jucken oder stechende Schmerzen in den Beinen können erste Anzeichen eines Krampfaderleidens sein, ohne dass Krampfadern überhaupt zu sehen sind. Die meisten so genannten Varikosen (Krampfaderleiden) können aber mit einfachen Methoden diagnostiziert werden.

So leicht es manchmal ist, das Vorliegen einer Krampfader festzustellen, so schwer ist es, die Krankheit nach Schweregraden einzuteilen, um Richtlinien für ihre Behandlung aufzustellen. Es stehen dem Arzt hierzu viele verschiedene Kriterien zur Verfügung, zum Beispiel:

* Angaben über Beschwerden
* optisches Ausmaß der Krampfadern
* Hautveränderungen
* Befund durch Untersuchungsmethoden

Benennung
Eine Krampfadererkrankung wird auch „Varikose" genannt, eine Krampfader „Varize".

Jedes Kriterium für sich allein ist jedoch nicht ausreichend für eine Diagnose, da es zum Beispiel stark sichtbare Krampfadern gibt, die keine Beschwerden verursachen. Auf der anderen Seite können dünne Krampfadern ausgeprägte Hautveränderungen hervorrufen.

Mendoza, E., Berger H.A. - Krampfadern

Häufig verwenden Patienten die Bezeichnung „Durchblutungsstörung". Es handelt sich um einen sehr ungenauen Begriff. Er reicht alleine nicht aus, um eine Venenerkrankung zu definieren, da er sich ebenso auf eine arterielle wie auf eine venöse Erkrankung beziehen kann. Man sollte dieses Wort nur in Zusammenhang mit „arterielle" oder „venöse" Durchblutungsstörung verwenden oder als Laie auf dieses Wort ganz verzichten, und zum Beispiel lieber gleich von Krampfadern reden.

Erste Beschwerden

Warnsignale

Zu Beginn der Erkrankung spüren viele Patienten ein Schweregefühl oder Ziehen in den Beinen, das nicht genau zu definieren ist. Meist sind diese Beschwerden nach längerem Stehen oder Sitzen stärker und werden durch das Hochlagern der Beine gelindert.

Nächtliche Wadenkrämpfe können genauso durch Krampfadern verursacht sein wie Schmerzen in der Leiste beim Sitzen oder Spannungsschmerz in der Wade nach längerem Stehen, Gehen oder Joggen! Dies ist besonders irreführend, da Krampfaderbeschwerden bei Bewegung normalerweise besser werden. Zudem findet man diese Symptome auch bei arteriellen Durchblutungsstörungen, der so genannten "Schaufensterkrankheit". Hierbei treten bei Anstrengungen Schmerzen in den Muskeln auf, weil die Arterien nicht genügend Sauerstoff liefern.

Kribbeln, Jucken der Haut und Unruhe in den Beinen sind auf Einlagerungen der Schlackenstoffe zurückzuführen. Selbst kalte Füße können durch Krampfadern verursacht sein: Da das Blut immer wieder ins Bein zurückfließt, kann es sich nicht im Bauchraum erwärmen.

> Je länger eine Krampfader vorliegt, desto mehr Seitenäste und Verbindungsvenen zu den tiefen Beinvenen werden in Mitleidenschaft gezogen.

> Hat ein Patient mit Krampfadern Beschwerden im Bein, muss noch bewiesen werden, dass diese durch die Krampfadern bedingt sind, um keine anderen Krankheiten zu übersehen!

18 Die Krankheit Krampfadern

**Der Konditions-
mangel**

bei Krampfadern
wird meist nicht
bemerkt, da er
sich schleichend
einstellt. Nach
einer Behandlung
erst merken die
Patienten, dass
ihre Kondition
sich gebessert
hat.

Allgemeine Beschwerden

Bei bestehenden Krampfadern kreist ständig Blut im Bein –
Blut, das dem allgemeinen Kreislauf nicht zur Verfügung
steht, da es im Bein versackt. Daher haben diese Patienten
meistens eine schlechtere Kondition.

Auch nächtliches Wasserlassen kann durch Krampfadern
bedingt sein: Die Flüssigkeit, die tagsüber in Venen und Gewebe lagert, fließt nachts in den Kreislauf und kann ausge-
schieden werden. Am nächsten Morgen versackt das Blut
wieder in den Beinen – manche Patienten merken genau,
wie das Blut nach dem Aufstehen „in das Bein schießt".

Morgens leiden diese Patienten unter niedrigem Blutdruck,
bis sie dem Körper wieder ausreichend Flüssigkeit zugeführt
haben.

Bei folgenden Symptomen ist der Arztbesuch wichtig:

- Besenreiser
- Wadenkrämpfe
- Kribbeln in den Beinen
- Unruhegefühl
- schwere Beine
- Spannungsgefühl

- bräunliche Verfärbung am Knöchel
- abendliche Beinschwellung
- Schmerzen in der Wade nach
  langem Stehen
- Linderung der Schmerzen bei
  Hochlagerung der Beine

Alle diese Symptome können auch auf andere Krankheiten hinweisen! Sollten
sie durch Krampfadern verursacht werden, können Sie schon jetzt auf die
weitere Entwicklung Einfluss nehmen!

Bei folgenden Symptomen ist der Arztbesuch dringend notwendig:

- sichtbare Krampfadern
- Jucken der Beine
- Verhärtung der Haut
- zunehmende Beschwerden

- Schwellung der Beine
- Braunverfärbung des
  Unterschenkels
- Wunde am Knöchel

Mendoza, E., Berger H.A. - Krampfadern

Sichtbar und unsichtbar

Krampfadern können verschiedene äußere Erscheinungsformen haben.

- Über einen längeren Verlauf mehr oder weniger dicke, geschlängelte Venen
- neben- und übereinander liegendes Venenknäuel
- Punktuelle Vorwölbung der Haut an einzelnen Stellen im Verlauf einer sonst nicht sichtbaren Vene

Krampfadern können an allen Venen des oberflächlichen Systems auftreten. Am häufigsten ist die große Sammelvene befallen. Meist beginnt der Rückfluss in der Leiste. Er kann schon am Oberschenkel in Seitenäste übergehen, die dann unter der Haut zu sehen sind. Oft ist die Sammelvene selber unterhalb des Seitenastes wieder gesund – obwohl der Rückfluss über die Seitenäste bis in den Fuß geht.

Gelegentlich entstehen Krampfadern jedoch nicht durch Rückfluss aus dem tiefen Venensystem, sondern aus einer der oberflächlichen, gesunden Sammelvenen in einen ihrer Seitenäste. Sie sind dünner und verursachen nicht so viele Beschwerden.

„Innere" oder „innen liegende" Krampfadern sind immer erkrankte Venen des oberflächlichen Venensystems – nicht des tiefen! Sie sind lediglich von außen nicht zu sehen.

Es gibt zusätzlich alle möglichen Sonderformen: Venen aus dem kleinen Becken, die über den Schambereich am Oberschenkel Krampfadern füllen oder Verbindungsvenen in Seitenäste ohne Beteiligung der Sammelvenen. Große Aufmerksamkeit ist daher beim Untersuchen geboten!

Gelegentlich treten bei Menschen mit dünner Haut Venen besonders stark hervor, auch wenn sie gesund sind, wie auch am Handrücken. Das nennt man verstärkte Venenzeichnung.

Besenreiser und Netzkrampfadern

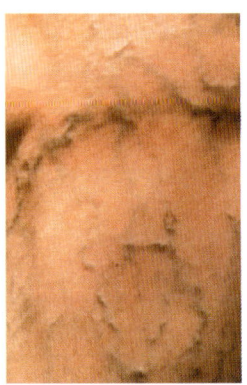

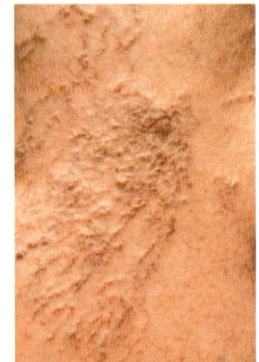

Links:
Netzkrampfadern

Rechts:
Besenreiser

Beide Krankheitsbilder, Besenreiser und Netzkrampfadern, können Folge einer sichtbaren – aber auch einer nicht sichtbaren Krampfader sein.

Retikuläre Krampfadern (Netzkrampfadern) liegen bei verstärkt sichtbarem, rückfließendem, oberflächlichen Venennetz vor. Sie schimmern durch die Haut und sind leicht erhaben. Sie werden von der verstärkten Venenzeichnung durch Ermittlung der Flussrichtung (Doppler-Ultraschall) unterschieden. Besenreiser sind in der Haut verlaufende kleinste gedehnte Venen, die blaue oder rote landkartenförmige Zeichnungen hervorrufen. Man kann sie mit dem Finger wegdrücken, sie füllen sich schnell wieder.

Lymphsystem:
1. Zelle
2. Kapillaren
3. Lymphgefäß

Schwellung der Beine und Hautverfärbungen

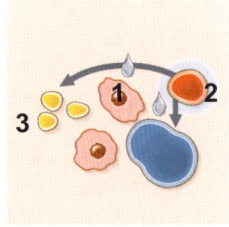

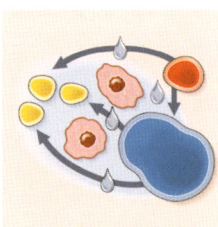

Normalerweise tritt aus der Arterie Flüssigkeit, die von den Venen und Lymphgefäßen aufgenommen wird.

Krampfadern:
Die Venen sind überfüllt und nehmen keine Gewebeflüssigkeit mehr auf, sondern geben sie auch ab. Die Lymphgefäße sind überfordert.

Das Blut, das in den Krampfadern zurückfließt, dehnt die kleinsten Kapillare und verursacht Einlagerungen von Flüssigkeit im Gewebe, also Schwellung der Beine, die meist am Knöchel beginnt. Die Abfallprodukte aus dem Stoffwechsel werden nicht ausreichend abtransportiert, die Venenwand wird durchlässiger und lässt auch roten Blutfarbstoff in das Gewebe. All das verursacht im Lauf der Zeit zunächst eine braune Verfärbung, später auch Verhärtung der Haut oder Ekzeme. Es gelangt kein Sauerstoff mehr in das Gewebe. Das Bein wird anfällig für Hautverletzungen und Infektionen. Eine Behandlung der Krampfadern wird dringend erforderlich, um ein offenes Bein zu vermeiden!

Flüssigkeitseinlagerungen in den Beinen sind daran zu erkennen, dass die normalen Knöchelkonturen und das Profil der Muskeln verstrichen sind oder dass sich die teigige Schwellung mit dem Finger eindrücken lässt und sich erst sehr langsam wieder „entdellt".

Ursachen für geschwollene Beine sind unter anderem Krampfadern, Lymphödem (Erkrankung der Lymphbahnen), Lipödem (Wassereinlagerungen im Fettgewebe), Herzschwäche, Nieren- oder Schilddrüsenerkrankung und Arthrose. Die Ursache einer Beinschwellung muss immer gesucht werden!

Die Schwellung selbst ist nicht die Krankheit, sondern nur eine Folgeerscheinung. Daher ist die Behandlung der Schwellung alleine nicht sinnvoll, wenn die Schwellung durch eine behandelbare Krankheit verursacht wird.

Offenes Bein

Unbehandelt führt der oben beschriebene Zustand zum „offenen Bein", auch „Ulcus cruris" genannt. Es handelt sich um lang anhaltende Wunden, meist an der Knöchelinnen- oder Außenseite. Die umgebende Haut ist hart und dunkel.

Nicht selten werden die Wunden über Jahre mit Salben und Wickeln „gepflegt", ohne dass sie sich dauerhaft verschließen. Sie heilen nach Behandlung der verursachenden Krampfader in wenigen Wochen ab. Daher sollten Sie von Anfang an die Ursache mitbehandeln lassen, um nicht um eine schnelle Heilung gebracht zu werden.

Besonders schwer zu behandeln sind die „offenen Beine" bei Beschädigung der tiefen Beinvenen. Sollten keine behandlungsfähigen Krampfadern vorliegen, hilft hier nur Wundpflege und Wickeln, bzw. Kompression. Es gibt allerdings

„Offene Beine" können auch durch arterielle Durchblutungsstörungen oder Zuckerkrankheit bedingt sein. Eine Abklärung durch den Arzt ist unbedingt erforderlich!

Die Behandlung des „offenen Beines" muss immer die Behandlung ihrer Ursache mit berücksichtigen. Dann verheilen offene Beine fast immer.

seit Jahren eine hervorragende Methode, diese seltene Situation zu meistern, sollten alle herkömmlichen Maßnahmen scheitern: Die Shave-Methode. Dabei wird die gesamte kranke Haut In Vollnarkose abrasiert, wodurch eine frische Wunde auf gesundem Gewebe entsteht, die viel besser heilt.

Venenentzündung und Thrombose

Venenentzündungen betreffen die Venenwand oberflächlicher Venen, in denen sich meistens ein Gerinnsel bildet. Die tiefe Beinvenenthrombose besteht aus einem Gerinnsel in den tiefen Venen des Beines.

Venenentzündung

Das medizinische Wort für Venenentzündung ist Phlebitis. Sie ist nicht zu verwechseln mit der Thrombose der tiefen Venen!

Die Venenentzündung spielt sich im oberflächlichen Venensystem ab und geht oft mit Gerinnselbildung einher. Sie findet meist in einer Krampfader statt. Die Risikofaktoren, eine Venenentzündung zu entwickeln, sind dieselben wie für Krampfadern, zusätzlich spielt noch Wärme eine Rolle.

Eine Studie hat belegt, dass bei tiefer Beinvenenthrombose am Unterschenkel meist auch in den oberflächlichen Venen eine Venenentzündung vorliegt. Es konnte nicht definitiv geklärt werden, ob die Gefahr besteht, dass das Gerinnsel aus der oberflächlichen Vene über Verbindungsvenen in das tiefe Venensystem übergreift. Theoretisch wäre dies aber möglich. Daher ist eine Behandlung der Venenentzündung sehr wichtig. Insbesondere mit Kompression und viel Bewegung, um derartige Komplikationen zu vermeiden.

Eindeutig ist die Gefahr bei Venenentzündung der Sammelvenen, dass das Gerinnsel über die Verbindung in der Leiste oder Kniekehle in das tiefe Venensystem übertritt. Sie heißt dann „aszendierende Phlebitis". Sie stellt eine dringende

Behandlungsindikation dar, manchmal wird sogar umgehend operiert und die Verbindung zum tiefen Venensystem in der Leiste oder Kniekehle verschlossen.

Die Venenentzündung kann durch die begleitende Entzündung des Unterhautfettgewebes starke Rötung, Schwellung und Schmerzen hervorrufen. Manchmal besteht die Venenentzündung über Monate. Sie stellt in der Regel kein ernstes Gesundheitsrisiko dar, kann aber sehr lästig sein.

Die beste Behandlung ist die Kompression mit Bewegung (Laufen, Rad fahren). Bei starken Schmerzen kann man einen Entzündungshemmer dazu nehmen. Zur örtlichen Behandlung empfiehlt sich Kühlung mit kalten Gegenständen (kalter Lappen, Eis – jedoch nicht zu lange!) oder mit Quarkumschlägen.

Bei starken Venenentzündungen ist ein Zink-Leim-Verband sehr entlastend. Er muss von erfahrenen Händen angelegt werden. Einige Ärzte stechen darüber hinaus die Vene auf und quetschen das geronnene Blut aus. Die Wandentzündung bleibt weiterhin bestehen – und obwohl der örtliche Schmerz nachlässt, hat sich bald wieder ein neues (etwas kleineres) Gerinnsel gebildet. Dennoch ist diese Behandlung meist sehr entlastend.

Wenn sich der Patient normal bewegen kann, sind Heparinspritzen zur Blutverdünnung zur Behandlung einer Venenentzündung nur sinnvoll, wenn die Venenentzündung droht, auf die tiefen Beinvenen über die Leiste oder die Kniekehle überzugreifen, oder wenn die Beschwerden sehr schlimm sind und auf die Entzündungshemmer hin sich nicht bessern.

Tiefe Beinvenenthrombose

Von einer tiefen Beinvenenthrombose (in der Folge nur noch Thrombose genannt) spricht man bei einem Blutgerinnsel in den tiefen Venen des Beines. Die tiefe Beinvenenthrombose

Entzündungshemmer und Salben s. S. 42 ff
Quarkumschlag siehe Seite 73

Schonende Alternative zum Eröffnen der Vene: Ansetzen eines Blutegels – s. S. 70

Nicht immer zeigen Thrombosen die „klassischen" Symptome – fragen Sie im Zweifelsfall lieber einmal zu viel!

Reisethrombose
Informationen
s. S. 53 und im
Anhang S. 88

ist eine sehr gefährliche Erkrankung, die das Risiko der lebensbedrohlichen Lungenembolie in sich birgt und folgenschwer für das Bein verlaufen kann.

Ursachen und erste Anzeichen

Ursachen einer Thrombose sind oft Situationen, bei denen die Muskelpumpe der Beine lahm gelegt ist, zum Beispiel bei einer Vollnarkose oder der Ruhigstellung eines Beines. Einige Menschen haben angeborene Gerinnungsfehler. Bei ihnen ist die Gefahr erhöht, (immer wieder) Thrombosen zu erleiden.

Nach einer Thrombose muss immer geklärt werden, ob ein angeborener Gerinnungsfehler vorliegt, da man dann für die Zukunft vorbeugen kann.

Die ersten Symptome einer Thrombose sind Rötung, Schwellung am Fußknöchel und Unterschenkel, Schmerzen in der Wade und Schweregefühl. Treten diese Beschwerden nach Beginn der Einnahme von Hormonpräparaten (zum Beispiel der Antibabypille) auf, nach längerer Bettlägerigkeit, langem Sitzen oder wenn das Bein eingegipst ist, ist besondere Aufmerksamkeit geboten. Diese Situationen sind Auslöser für Thrombosen, die gerade bei jungen Menschen, weil man bei ihnen nicht an eine Thrombose denkt, übersehen werden können. Oft wird eine Thrombose auch mit einer Muskelzerrung verwechselt. Gelegentlich verursachen Thrombosen keine Beschwerden.

Folgen einer Thrombose

Viele Patienten und auch einige Ärzte glauben, dass Patienten mit Krampfadern ein erhöhtes Risiko haben, eine tiefe Beinvenenthrombose zu erleiden. Wissenschaftlich konnte dieser Zusammenhang nicht bestätigt werden

Das tiefe Venensystem besteht nicht aus so vielen Seitenästen wie das oberflächliche: Am Unterschenkel haben wir drei Hauptvenen, am Knie fließen sie in einen Stamm zusammen, der am Oberschenkel in der Nähe des Knochens verläuft und über die Leiste das Bein verlässt. Sind die Venen im Becken, in der Leiste oder am Oberschenkel durch ein Gerinnsel verschlossen, so hat das Blut keine Möglichkeit mehr, das Bein zu verlassen – es sei denn über kleine

Seitenäste oder durch oberflächliche Venen. Das gesamte Blut staut dann zurück, die Venen werden alle prall. Sie können ihre Aufgabe überhaupt nicht mehr erfüllen, das Blut kommt zum Stehen und das Gerinnsel kann weiter wachsen. Diese extreme Situation ist glücklicherweise selten. Je näher am Fuß (also je weiter entfernt also von der Leiste) das Gerinnsel sitzt, desto weniger Schaden richtet es an.

Behandlung der Thrombose

Eine Thrombose muss unbedingt vom Arzt behandelt werden. Ziel der Behandlung ist es, sobald wie möglich die Durchgängigkeit der tiefen Beinvenen wiederherzustellen und eine Überfüllung der Beinvenen mit neuen Gerinnseln, das Zugrundegehen der Klappen im tiefen Venensystem und Krampfaderbildung zu vermeiden. Bleiben nach einer Thrombose Schäden an den Klappen der tiefen Beinvenen zurück, muss der Patient mit dauerhaften Hautveränderungen und auch mit dem Risiko des offenen Beines rechnen. Er sollte dann Zeit seines Lebens Kompressionsstrümpfe tragen, um dem vorzubeugen.

Die wichtigsten Eckpfeiler einer Thrombosebehandlung sind Kompressionstherapie und gerinnungshemmende Medikamente (s. S. 43). Sie müssen solange genommen werden, bis das Gerinnsel vom Körper abgebaut wurde, und manchmal darüber hinaus für viele, viele Jahre.

Es gibt die Möglichkeit, das Gerinnsel direkt durch ein Medikament aufzulösen. Dieses Verfahren heißt *Thrombolyse*. Ist es erfolgreich, ist die Thrombose vollständig geheilt. Allerdings hat diese Behandlungsform auch schwere Nebenwirkungen, weswegen sie oft nicht zur Anwendung kommt.

Nach einer durchgemachten Thrombose entwickeln sich häufig Krampfadern. Die in der Folge von einer Thrombose entstandenen Krampfadern werden „sekundär" genannt.

Ohne Ursache aufgetretene Thrombosen können Frühwarnzeichen für bösartige Erkrankungen sein. Lassen Sie Thrombosen daher immer abklären!

Von den Operationen, um das Gerinnsel direkt aus der Vene zu entfernen wird immer mehr Abstand genommen, da es sich um einen großen Eingriff handelt, und die Ergebnisse enttäuschend waren.

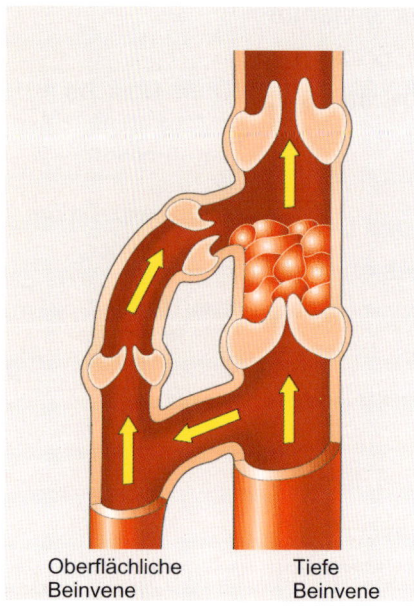

Oberflächliche
Beinvene

Tiefe
Beinvene

Das Blut aus der
tiefen Vene um-
fließt das Gerinn-
sel über eine Ver-
bindungsvene und
über das ober-
flächliche Venen-
system.

Die Lungenembo-
lie wird durch spe-
zielle Untersu-
chungstechniken
der Lunge
(Szintigramm)
diagnostiziert und
erfordert meist die
Aufnahme in ein
Krankenhaus zur
Beobachtung und
Behandlung.

Leider wird noch sehr oft der falsche Standpunkt vertreten, ein Eingriff an diesen Krampfadern sei schädlich – es ist genau das Gegenteil der Fall.

Nur ganz selten bleiben nach einer Thrombose die tiefen Beinvenen dauerhaft verschlossen. Dann dienen die verdickt sichtbaren oberflächlichen Venen dem Abfluss aus dem Bein und sind unentbehrlich, dürfen weder operiert noch verödet werden. Mit dem Doppler-Ultraschall kann man die Flussrichtung des Blutes in ihnen feststellen. Wenn beim Hochlagern der Beine die Krampfadern sich nicht prompt entleeren, besteht der dringende Verdacht, dass die tiefen Beinvenen verschlossen sind – diese Venen dürfen nicht operiert werden.

Korrekt behandelt heilen die Thrombosen meist ohne dauerhafte Schäden ab. Besonders wichtig ist das konsequente Tragen von Kompressionsstrümpfen, bewährt hat sich ein Zeitraum von mindestens 5 Jahren.

Risiko Lungenembolie

Die Lungenembolie ist eine Folge der Thrombose und kann gelegentlich ihr erstes Symptom sein! Bei der Lungenembolie lösen sich Teile eines Gerinnsels aus dem Bein und werden mit dem Blutstrom in das Herz und dann in die Lunge getragen, wo sie sich festsetzen und den Blutfluss verlegen. Auch hier ist die Palette der Beschwerden groß, ihre Ausprägung sehr unterschiedlich – und auch hier gilt, lieber einmal zu häufig den Arzt bemühen, als die Thrombose und die Embolie unbehandelt bestehen zu lassen!

Mendoza, E., Berger H.A. - Krampfadern

Symptome der Lungenembolie sind plötzlich auftretende Kurzatmigkeit, Luftnot, Husten (auch Bluthusten), Stiche im Brustbereich, Schweißausbruch, Herzrasen, Beklemmungsgefühl, Bewusstlosigkeit.

Ausführliche Information zur tiefen Beinvenenthrombose s. Patientenbroschüre der Firma Leo, s. Anhang, S. 88

Notfälle rund um die Krampfadern

Krampfaderblutung

Wenn die Haut über der Krampfader sehr dünn ist, kann es durch leichte Verletzungen zu starken Blutungen kommen. Diese Situation stellt einen der wenigen Notfälle rund um das Krampfaderleiden dar.

Vorgehen bei Krampfaderblutung:

1. Zunächst die blutende Stelle **abdrücken**, sei es mit einem Tuch, oder direkt mit den Fingern.
2. Dann sofort das **Bein hochlegen**. Das alleinige Hochlegen des Beines stoppt zwar die Blutung, birgt aber die Gefahr einer Luftembolie (Eintreten von Luft in die Blutbahn).

Nun ist die erste Gefahr gebannt, das **Aufsuchen oder Herrufen des Arztes** muss nicht in Hektik erfolgen, sollte jedoch nicht verzögert werden. Nicht selber Auto fahren, sondern auch unterwegs zum Arzt das Bein hochlegen.

Fieber und schmerzhafte Rötung

Ist die Hauternährung aufgrund der Krampfadern chronisch schlecht und liegen demzufolge Hautveränderungen vor (s. S. 20), funktioniert auch das Abwehrsystem gegen Keime nicht mehr richtig. Leichteste Verletzungen können schwere Infektionen nach sich ziehen.

Eine bakterielle Entzündung der Haut (Wundrose = Erysipel) oder auch tiefere Eiterungen (Phlegmone) können die Folge sein. Sie bergen die Gefahr der Blutvergiftung durch Bakterien und stellen daher eine Notfallsituation dar. Der Arztbesuch muss bei dem leisesten Verdacht erfolgen.

Die Selbstbehandlung mit Antibiotika oder Entzündungshemmern kann schwerwiegende Folgen haben!

Der Arztbesuch

Die richtige Arztwahl
Vorbereitung für den Arztbesuch
Untersuchungsmethoden
Checkliste Fragen beim Arztbesuch

Spezialisten für Krampfadern
sind Gefäßchirurgen, Angiologen, einige Hautärzte, einige Hausärzte und Phlebologen (diese letzte Bezeichnung gibt es in der Schweiz und in Österreich nicht).

Jede Krampfader ist von Anfang an ein Erkrankungszeichen und sollte unter ärztlicher Beobachtung und Behandlung stehen, um so einer Verschlimmerung zuvor zu kommen. Ein Arztbesuch ist also in jedem Fall gerechtfertigt. Oft fallen die ersten Fragen im Rahmen eines Besuchs beim Hausarzt oder beim Frauenarzt.

Das Aufsuchen des Spezialisten ist dann nötig, wenn die Krampfadern beginnen, Beschwerden zu verursachen, wenn die Haut unter den Krampfadern leidet, wenn die Venen drohen, sich bei leichten Verletzungen zu eröffnen, wenn sie ein kosmetischer Störfaktor werden oder wenn sie sehr ausgeprägt sind, aber keine von oben genannten Problemen verursachen.

Bei ungeklärten Beinbeschwerden sollte immer auch ein Angiologe hinzugezogen werden, das sind Internisten (in Österreich auch Hautärzte) mit einer dreijährigen Zusatzausbildung für die Erkrankungen der Arterien, Venen und Lymphbahnen. Diese Ärzte operieren nicht.

Venerologie
Hautärzte heißen „Facharzt für Dermatologie und Venerologie". Venerologie kommt aus dem Griechischen und steht nicht für Venen sondern für Geschlechtskrankheiten.

Wer die Wahl hat, hat die Qual

Bevor Sie zum Arzt gehen, sollten Sie sich klar machen, welche Fachrichtung für Sie in Frage kommt:

Aufgabe	Der richtige Arzt
Allgemeine Hinweise, Vorbeugen	Hausarzt
Spezielle Untersuchung der Venen	Phlebologe, Gefäßchirurg mit Duplex-Ultraschall-Gerät, Angiologe (gelegentlich der Hausarzt und Hautarzt)
Veröden	Hautarzt, Phlebologe, Gefäßchirurg
Operieren	Gefäßchirurg, gelegentlich auch Hautärzte und Chirurgen

Wünschen Sie einen Eingriff, so bedenken Sie, dass Sie in einer gefäßchirurgischen Praxis oder in einer exklusiv auf Krampfadern spezialisierten Klinik immer vom Facharzt behandelt werden, der täglich operiert. In einem Krankenhaus werden Eingriffe der Krampfadern oft von Ärzten in der Weiterbildung vorgenommen.

Fragen Sie, ob bei der Untersuchung oder vor der Operation routinemäßig ein Kontrastmittel-Röntgen (Phlebographie, s.u.) durchgeführt wird. Diese Untersuchung ist heute nur noch sehr selten nötig. Die Gründe, dass ein Arzt nicht auf Ultraschall umsteigt, liegen im schwierigen Erlernen des Ultraschalls und in der Auslastung seines Röntgengerätes, beide Gründe sprechen eher gegen den Arzt. Auf den Seiten 36 und 37 finden Sie hilfreiche Fragen zur Arztwahl.

Das Gespräch mit dem Arzt

Was fragt der Arzt mich?

Der Arzt hat heute immer seltener „richtig Zeit". Meist kann er zu einem konkreten Thema, z.B. Krampfadern, nur einmal ausführlich mit Ihnen sprechen. Daher sollten Sie ausgeruht und konzentriert sein, und **vor allem gut vorbereitet!** (Siehe hierfür Seite 38 und 39)

Der Arzt kann nur nach Ihren Angaben entscheiden. Es ist daher sehr wichtig, dass die Angaben genau stimmen.

Die Beschreibung der Beschwerden vermittelt dem Arzt eine grundlegende Hilfe bei der Diagnosefindung. Schmerzen „im ganzen Bein" sind extrem selten. Diese Aussage ist sehr irreführend. Versuchen Sie, Ihre Beschwerden so genau wie möglich zu formulieren.

Auch wenn Sie nur mit einer ganz speziellen Frage zu den Venen den Arzt aufsuchen, muss er sich ein vollständiges Bild über Ihre Vorgeschichte und Ihren Gesundheitszustand machen. Sie sollten auf Fragen über Voroperationen, Medikamente, allgemeine Erkrankungen gefasst sein. Bereiten Sie sich auf die Fragen vor und schreiben Sie sich ruhig einige Punkte auf!

Was frage ich den Arzt?

Zu jeder vorgeschlagenen Untersuchung oder Behandlung können Sie sich im entsprechenden Kapitel dieses Buches informieren.

Sollte Ihnen die Notwendigkeit einer vorgeschlagenen Untersuchung nicht einleuchten, so fragen Sie, was mit dieser Untersuchung festgestellt werden soll und inwiefern diese Ergebnisse eine Entscheidung für Ihre weitere Behandlung beeinflussen werden.

Bei den verschiedenen Behandlungsformen sollten Sie sich erkundigen, wie die persönlichen Erfahrungen des durchführenden Arztes mit der gewählten Therapie sind und inwiefern die Beschwerden, die Sie zu dem Arztbesuch motiviert haben, durch diese Behandlung Linderung finden werden.

Fragen Sie den Arzt nach Ihrer genauen Diagnose, also der Ursache Ihrer Beschwerden. „Beinschwellung" ist keine Diagnose!

Wie bereite ich mich am besten auf den Termin vor?

Sollten die Beschwerden oder Schwellungen nur abends, in der warmen Jahreszeit oder vor der Menstruation vorliegen, unbedingt den Arztbesuch in diese Zeit legen.

Der Arzt untersucht Ihre Beine bis zur Leiste. Zur Untersuchung müssen Sie Ihre Beine freimachen, in der Unterhose stehen. Daher ist das Tragen einer Hose oder eines Rocks besser geeignet als ein Kleid. Ziehen Sie lieber kurze Bluse, Pullover oder T-Shirt an, damit der Stoff nicht immer in den zu untersuchenden Bereich gerät und eventuell mit Schallgel verschmutzt.

Nehmen Sie alle in Ihrem Besitz befindlichen Arztberichte und Röntgenbilder der Beine mit zum Arztbesuch, falls der Arzt sie einsehen möchte, sowie die Namen und möglichst auch Adressen der Ärzte, die Sie bereits behandelt haben.

Der Arzt untersucht mich

Sehen und Tasten

Seit über 100 Jahren gibt es eine große Anzahl von Möglichkeiten, die Krampfadern mit einfachsten Untersuchungen mit den Händen und wenig Hilfsmitteln genau einzugrenzen. Allerdings erfordern solche Untersuchungen auch viel Zeit. Heute stehen dem Arzt so sichere und exakte diagnostische Hilfen zur Verfügung, dass es fast nicht mehr nötig ist, die alten Tests durchzuführen.

Der Arzt muss trotzdem das Bein von vorne und von hinten anschauen und ertasten, ob die Haut derb ist, ob die Venen verhärtet, entzündet sind, ob Schwellungen vorliegen. Er sollte die Pulse der Arterien an Knöcheln und Füßen tasten, die Beweglichkeit der Gelenke überprüfen und ggf. die Muskelreflexe beurteilen. Wenn Sie den Eindruck haben, er habe eine Hautveränderung nicht zur Kenntnis genommen, weisen Sie ihn ruhig darauf hin oder fragen ihn.

Die Volumenmessungen werden oft auch in Sanitätsgeschäften und Apotheken als Muskelpumpentest im Rahmen von Venenmesstagen angeboten.

Volumenmessungen

Verschiedene Verfahren stehen zur Verfügung, die alle feststellen, wie viel Blut das Bein zu einem Zeitpunkt enthält, und wie diese Blutmenge durch unbewegtes Stehen oder

Ein krankhaftes Ergebnis bei einem „Muskelpumpentest" beweist nicht, dass die Ursache in den Venen liegt.

durch Bewegung beeinflusst wird – wie schnell das Bein sich füllt und leert. Sie heißen Photo-Plethysmographie (PPL) oder Lichtreflektions-Rheographie (LRR). Normalerweise füllt sich das Bein bei unbewegtem Stehen langsam und lässt sich durch Bewegungen schnell wieder leer pumpen. Im Liegen wird mit einer Druckmanschette getestet, wie viel Blut sich im Bein zurück stauen kann und wie schnell es abläuft, wenn der Druck aus der Manschette abgelassen wird.

Die Volumenmessungen machen keine Angaben zu konkreten Venenabschnitten. Sie können noch nicht einmal genau darüber informieren, ob der Fehler im arteriellen, venösen oder lymphatischen Bereich liegt – oder ob gar die Muskelpumpe selber defekt ist. Sie dienen daher nur der Orientierung und zur Kontrolle nach eine Behandlung, wenn man die Untersuchung vorher und hinterher durchführt. Sie ist als einzige Entscheidungshilfe nicht ausreichend. Es würde kein Patient nur aufgrund einer Volumenmessung operiert werden!

Röntgen-Kontrastmitteldarstellung

Bei dieser Untersuchung, auch Phlebographie genannt, werden die Venen des Beines durch Kontrastmittel, das in eine Fußvene gespritzt wird, für die Röntgenstrahlen sichtbar gemacht. Man erkennt den Verlauf der Venen, sowie ihre Klappen und stellt fest, welche Verbindungsvenen gedehnt sind. Man kann auf den Bildern keine Flussrichtung erkennen – es sei denn, der Arzt hat während der Untersuchung mit Röntgenstrahlen durchleuchtet und dann Pfeile auf die Bilder gemalt.

Wissenschaftler sind sich einig, dass zur Diagnostik der oberflächlichen Beinvenen der Ultraschall die Röntgenuntersuchung weitestgehend ersetzt hat. Die

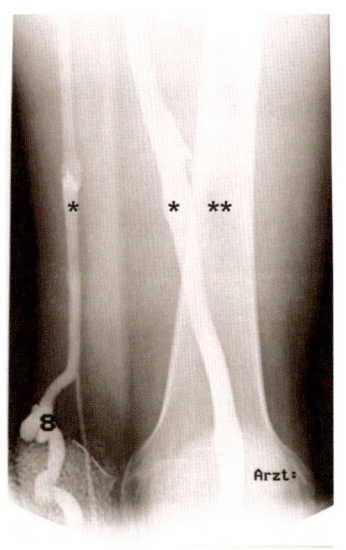

Phlebographie
Venen (*) und Knochen (**) stellen sich weiß dar. Man erkennt weder die Flussrichtung in der Vene, noch ob sie vor oder hinter dem Knochen liegt.

Mendoza, E., Berger H.A. - Krampfadern

Kontrastmitteldarstellung hat heute nur noch einen kleinen Einsatzbereich: Die Diagnostik der tiefen Beinvenenthrombose bei nicht eindeutigem Befund oder wenn kein erfahrener Arzt zur Verfügung steht. Die Untersuchung von Krampfadern jedoch stellt nie einen Notfall dar – Sie können immer warten, bis Sie einen Arzt gefunden haben, der den Ultraschall beherrscht.

Die Kontrastmittel-Untersuchung ist oft schmerzhaft. Sie kann ganz selten Venenentzündungen und tiefe Venenthrombosen hervorrufen. Sie verbietet sich bei Allergie auf Jod oder Kontrastmittel und bei bestimmten Schilddrüsenerkrankungen.

Schnittbild-Ultraschall

Schallwellen sind harmlos. Die Untersuchung mit Schallwellen – die sog. Ultraschalluntersuchung – ist schmerzfrei und belastet nicht. Sie ist jedem bekannt durch ihren Einsatz während der Schwangerschaft. Das dabei sichtbare Bild zeigt eine Scheibe aus dem Bein, auf der die Venen, die Muskeln, die Bindegewebsschichten, der Knochen und das Fett sichtbar werden. Der Arzt bewegt den Schallkopf über das Gewebe und kann sich dabei ein dreidimensionales Bild machen. Er kann genau unterscheiden, wie die Venen im Verhältnis zu den benachbarten Strukturen (zum Beispiel Knochen) verlaufen. Mit Hilfe dieses Bildes kann ein erfahrener Arzt Aussagen über den Durchmesser der Venen und die Anwesenheit von Thrombosen schnell und sicher abgeben. Die Untersuchung kann ohne Belastung des Patienten wiederholt werden.

Im Bild (rechts) ist ein Schnitt durch die Oberschenkelinnenseite gelegt. Der Schallkopf liegt längs an, daher sind die Venen auch längs zu sehen.

> Der Schnittbild-Ultraschall gibt keine Information über die Flussrichtung des Blutes in der Vene.

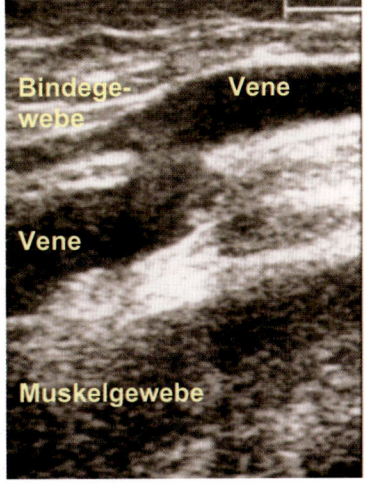

Doppler-Ultraschall

Diese Untersuchung ergänzt das Schnittbildverfahren mit Aussagen zum Blutfluss und auch zur Flussrichtung. Der Arzt stellt fest, ob das Blut in den Venen nur zum Herzen fließt oder ob es auch krankhaft wieder zum Fuß zurückläuft. Dazu verwendet er eine stiftförmige Sonde. Das Gerät gibt rauschende Töne ab, das Ergebnis kann als Kurve auf Papier gedruckt werden.

Der Nachteil dieser Untersuchung besteht darin, dass der Arzt nicht mit Sicherheit weiß, welches Gefäß er untersucht, da es nicht abgebildet wird. Alle Gefäße, die in der Verlängerung der Stift-Sonde verlaufen, werden vom Gerät angepeilt und ihr Blutfluss wird gemessen.

Mit dem Dopplereffekt wird die Geschwindigkeit und Richtung der Bewegung von Teilchen festgestellt – in diesem Fall von den roten Blutkörperchen.

Duplex-Ultraschall

Die Duplex-Ultraschall-Technik führt das Schnittbild mit dem Doppler zusammen. Der Arzt sieht in der einen Bildhälfte die Vene, in der er gerade den Blutfluss misst und in der anderen Bildhälfte die Flusskurve – das heißt, wie das Blut in genau dieser gewählten Vene fließt. Er kann so für jede einzelne Vene und Arterie des Beines exakt den Blutfluss bestimmen. Alle Venen des Beines, oberflächliche wie tiefe, können untersucht werden.

Der Arzt ist dank dieser Untersuchung in der Lage, ein genaues Flussschema für alle Venen des Beines zu erstellen, was mit keiner der anderen Untersuchungen möglich ist – auch nicht mit der Kontrastmitteldarstellung.

Neuere Geräte zeigen die Flussrichtung auf dem Schnittbild auch mit Farben an, rot zum Schallkopf hin und blau vom Schallkopf weg, diese Technik wird „Farb-Duplex" genannt. Sie bietet einen optischen Vorteil für den Arzt, die Untersuchung geht durch diese technische Hilfe schneller. Viele Einzelheiten sind jedoch mit der Farbe nicht zu erfassen.

In der Venenheilkunde ist die Untersuchung mit Duplex-Ultraschall die Königin der Diagnostik.

Der Patient sollte bei der Untersuchung stehen, da der Rückfluss zum Fuß in Krampfadern so besonders gut festzustellen ist.

Mendoza, E., Berger H.A. - Krampfadern

Daher wird im Idealfall die Farbe mit der Strömungsmessung
(siehe Bild) während der Untersuchung kombiniert.

Der Duplex-Ultraschall hat den einzigen Nachteil, dass er für
ein Flussschema des ganzen Beines sehr zeitaufwendig ist
(bei Krampfadern circa 30 Minuten) und dass er eine lange
Lernphase für den Arzt erfordert.

Seine Vorteile liegen jedoch auf der Hand: Exakte Diagnostik, was Lage und Verbindungen der Venen untereinander,
Blutfluss und Flussrichtung betrifft. Keine Strahlenbelastung,
nicht unangenehm, jederzeit wiederholbar.

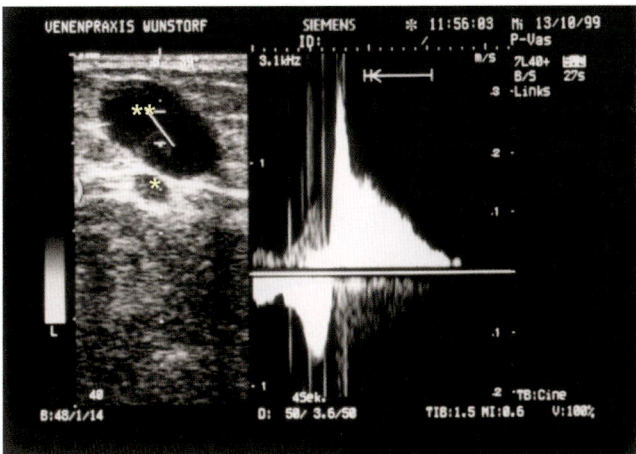

Links im Schnittbild sind zwei Venen als schwarze Punkte zu sehen, eine gesunde (*) und eine gedehnte (**). In der gedehnten wird gerade der Blutfluss gemessen, er ist rechts im Bild zu sehen. Zunächst geht der Fluss zum Herzen (Ausschlag nach unten), dann fließt das Blut wieder zurück in das Bein (Ausschlag nach oben). Es handelt sich bei der gedehnten Vene um eine Krampfader.

Während des Ultraschalls oder beim Röntgen wird der Arzt Sie auffordern, den Druck im Bauchraum zu erhöhen, um die Klappen in den tiefen Beinvenen und in der Leiste zu prüfen. Sie können sich darauf vorbereiten:

1. Tief einatmen und Luft anhalten
2. ohne die Luft auszuatmen, mit dem Bauch pressen wie zum Stuhlgang
3. locker lassen und ausatmen

Diese Übung belastet die Beinvenen! Sie sollen sich nur darauf vorbereiten, damit der Arzt die Untersuchung besser auswerten kann.

Checkliste Arztwahl

- Welche Untersuchungsmethoden wendet er an? Duplex-Ultraschall unbedingt! Phlebographie in seltensten Fällen!
- Empfiehlt er Medikamente? Keine Kassenleistung, Wirkung fraglich.
- Verschreibt er manuelle Lymphdrainagen? Wichtiger Behandlungsbestandteil bei Schwellung – wird von Krankenkassen nur bedingt bezahlt
- Wendet er Entstauungsgeräte an? Bei Lipödem sinnvoll, aber bei dieser Indikation keine Kassenleistung
- Empfiehlt er eine Verödung?
    - Wie oft und in was für Abständen muss ich kommen?
    - Sind meine Sammelvenen gesund? Bei kranken Sammelvenen erst diese behandeln!
- Wann empfiehlt er einen chirurgischen Eingriff?
- Welchen Arzt oder welches Krankenhaus empfiehlt er für den Eingriff?
- Wird dort stationär oder ambulant operiert?
- Welche Behandlung schlägt er vor, wenn ich einem Eingriff oder einer Verödung (noch) nicht zustimme? Es sollte auf jeden Fall über eine Kompressionstherapie, bei Schwellungen über manuelle Lymphdrainage gesprochen werden.

Fragen an den Chirurgen

- Die Antworten sind je nach Operationsmethode unterschiedlich und werden deshalb hier nicht angeführt.
- Benötigt er eine Phlebographie? (siehe oben)
- Wie heißt die Methode, die angewendet wird?
- Werden die Venen entfernt oder bleiben sie im Bein?
- In wie viel Sitzungen werden die Beine operiert? Beim Stripping sollte nicht mehr als eine Sitzung pro Bein angesetzt werden
- Welche Art der Narkose wird verwendet?
- Müssen Fäden gezogen werden?
- Werde ich nach dem Eingriff gewickelt, wie lange, von wem?

Mendoza, E., Berger H.A. - Krampfadern

- Wie lange muss ich Kompressionsstrümpfe tragen?

- Wer betreut mich nach dem Eingriff, der Chirurg oder der Hausarzt?

- Wie oft und in welchen Zeitabständen muss ich nach dem Eingriff kommen? Auf jeden Fall einmal nach circa 6 Wochen zur Qualitätskontrolle

- Wie häufig führt er den Eingriff durch?

- Wie häufig sind Nacheingriffe und Verödungen im Anschluss an die Operation nötig?

Sie haben ein offenes Bein:

- Welche Erfahrung hat der Arzt mit dem Problem?

- Arbeitet die Praxis mit einer Hautklinik oder einer Gefäßchirurgie regelmäßig zusammen?

- Besteht eine Chance auf die Heilung meiner Wunde? Die Antwort muss positiv sein, nur in den seltensten Fällen gelingt ein Heilen wirklich nicht!

- Wie oft muss ich kommen? Verbandwechsel zunächst einmal täglich, bei sauberer Wunde mit rosigem Wundgrund zweitägig, bei Hydrokolloidverband zwei mal pro Woche

- Welche Substanzen enthalten die Salben, die er verwendet? Keine Kortisonsalben! Keine Antibiotika, keine Pilzmittel, siehe Seite 43. Salben, die Enzyme beinhalten allenfalls wenige Tage bei eitrigen Belägen, auf keinen Fall auf saubere Wunden (stören die Wundheilung!)

- Welches ist die Ursache für mein offenes Bein? (Krampfadern, tiefe Beinvenenthrombose, arterielle Durchblutungsstörung?)

- Wie sieht der Behandlungsplan aus? Beinhaltet er auch die Behandlung der Ursache, nämlich der Krampfadern? Wann wird operiert (s. S. 58)

- Welche ungefähren Zeitziele werden gesteckt: bis zur Säuberung der Wunde (müsste in 2-3 Wochen erreicht werden), bis zur Heilung der Wunde, bis zum Beginn der Therapie der Ursache? Merken Sie sich diese Zeit, sie stellt keine Garantie dar, wenn sie aber nicht eingehalten wird, müssen andere Ursachen für die Wundheilungsstörung erwogen werden!

- Nachdem Sie eine Operationsmethode und den durchführenden Arzt gewählt haben, fragen Sie Ihren Hausarzt nach seinen Erfahrungen mit dieser Methode und diesem Kollegen!

Vorbereitung auf das Gespräch mit dem Arzt

Nehmen Sie sich Zeit, diese Doppelseite zu lesen, bevor Sie den Termin mit dem Arzt vereinbaren und arbeiten Sie sie noch einmal unmittelbar vor dem Termin durch!

Seit wann habe ich Krampfadern? Jahre in Zahlen

    Kamen sie unmerklich oder wurden sie durch ein Ereignis ausgelöst?

Schwangerschaft	Operation
Thrombose	Unfall
nach längerer Bettlägerigkeit	

Habe ich Beschwerden?

Druck	Ziehen
Schmerzen	Wadenkrämpfe
Schwere	Wassereinlagerungen
	Kribbeln

Wann treten die Beschwerden auf?

Nach längerem Stehen	morgens
Nach längerem Sitzen	abends
Nach längerem Laufen	bei Hitze
	bei Anstrengung

Wo treten sie genau auf?

Unterschenkel	Oberschenkel
	Strangförmig

Hatte ich eine Venenentzündung?

An welcher Stelle	Wie oft
	Wie behandelt

Womit kann ich die Beschwerden lindern?

Selbsthilfemaßnahmen	Medikamente
	Sport

Was für Behandlungen hatte ich bisher für meine Krampfadern?

Verödung	Kompressionstherapie
Operation	Lymphdrainage
Tabletten	Salben

Wie gut haben sie mir geholfen?

Was erwarte ich vom Arzt?

Operation	kosmetisches Ergebnis
Einschätzung des Schweregrades der Erkrankung	Therapieempfehlung

Mendoza, E., Berger H.A. - Krampfadern

Vorbereitung auf das Gespräch mit dem Arzt

Muss ich nach längerem Gehen vor Schmerzen anhalten?
Nach welcher Strecke?

Hatte ich andere Voroperationen (d.h., nicht an den Beinvenen)?

Welche Medikamente nehme ich   regelmäßig
sporadisch   für die Venen

Habe ich unangemessen auf Medikamente reagiert? (Auch Vollnarkosen)

Schreiben Sie alle Medikamente, die Sie nehmen, mit ihren Dosierungen auf
einen Zettel auf oder nehmen Sie die Packungsbeilage zum Arzt mit.

Was für Erkrankungen liegen bei mir vor?   Hoher Blutdruck
Blutzucker   Herzerkrankung
Magen/Darmerkrankungen   Lungenerkrankung
Krebserkrankungen   Anfallsleiden
Rheumatismus   Sonstige

Hatte ich Vorbehandlungen am Bein?
Operationen   Knochenbruch

Wurde ich jemals bestrahlt oder hatte ich eine Chemotherapie?

Sind Operationen geplant?   Allgemein
am Bein   Ballenoperation
      Hüftoperation

Neige ich zu Blutungen?   Nasenbluten
Starke Regelblutungen   Blaue Flecken
Nachblutungen beim Zahnziehen

Habe ich Allergien?   gegen Medikamente
Pflaster   Desinfektionsmittel
Örtliche Betäubung (=Spritze beim Zahnarzt)
Antibiotika

Habe ich eine Schilddrüsenerkrankung?

Habe ich eine ansteckende Krankheit   z.B. Hepatitis

Helfen, Heilen und Behandeln

Medikamente und Salben
Lymphdrainage, Kompression,
LASER und Verödung
Operative Eingriffe

Krampfadern sollte man immer behandeln, da es sich bei ihnen um eine Erkrankung handelt und sie unbehandelt fortschreiten.

Bei der Wahl unter den verschiedenen zur Verfügung stehenden Behandlungsmöglichkeiten sind medizinische Grundprinzipien zu beachten: Im Vergleich zum erwarteten Erfolg muss das Risiko der Behandlung vertretbar sein.

Und: Der Zielzustand, den man durch die Behandlung anstrebt, muss besser sein, als der Ausgangszustand.

Vor einer Entscheidung sollten Sie sich mit allen Alternativen auseinandergesetzt haben. Mit der Ausnahme von Notfallsituationen (siehe Seite 27) liegt bei dem Krankheitsbild „Krampfadern" nie Zeitdruck vor. Lassen Sie sich nicht durch Schwarzmalerei einschüchtern und holen Sie bei Bedarf in Ruhe eine zweite Meinung ein.

Es gibt Behandlungsformen, welche die Erkrankung lindern, wie die Lymphdrainage oder die Kompression. Andere haben zum Ziel, den Patienten von den Krampfadern zu befreien, wie Verödung und diverse Operationen mit und ohne Entfernen der erkrankten Venen.

In Deutschland ist die kosmetische Verödung der Besenreiser aus dem Leistungskatalog gestrichen worden, in der Schweiz und Österreich zahlt sie sowieso der Patient.

Gewöhnen Sie sich an, den Arzt vor Beginn einer Behandlung zu fragen, welche Kosten voraussichtlich auf Sie zukommen. Bedenken Sie, dass sie zusätzlich zu den gegebenenfalls zu zahlenden Arztkosten auch bei Medikamenten und beim Kompressionsstrumpf einen Eigenanteil zahlen müssen. Bitten Sie im Zweifelsfall den Arzt um einen Kostenvoranschlag, den Sie Ihrer Kasse vorlegen können.

Medikamente

Das Interesse der Pharmaindustrie am Verkauf von „Venenmitteln" ist verständlich: Es handelt sich um eine der häufigsten Erkrankungen! Das Überangebot und die Werbung mit all ihren Versprechen sollen aber nicht über folgende Tatsachen hinweg täuschen: Es gibt kein Medikament gegen die Krampfadern selber. Die so genannten Venenmittel bezwecken eine Behandlung der Begleiterscheinungen der Krampfadern, denen man anders vorbeugen könnte. Ihre Wirkung ist sehr umstritten.

Beipackzettel
sind heute sehr ausführlich gestaltet und werden ständig auf den neuesten Stand gebracht. Insbesondere die Wechsel- und Nebenwirkungen sollten gelesen werden!

Tabletten und Spritzen

Vor der Einnahme von Tabletten sollten Sie genau lesen, welche Bestandteile in ihnen enthalten sind. Die meisten „Venenmittel" sind Kombinationen von mehreren Präparaten. Viele Venenmittel dürfen mit manchen gängigen Medikamenten nicht gemeinsam genommen werden. Daher ist es unbedingt notwendig, die Packungsbeilagen genau zu lesen.

Diuretika:

Diuretika oder „Wassertabletten" fördern die Ausscheidung von Flüssigkeit über die Nieren.
Sie wirken nur indirekt auf die Beine, indem die gesamte Flüssigkeitsmenge im Körper verringert wird. Allerdings senken sie den Blutdruck und verändern die Zusammensetzung der Blutsalze. Sie sollten nur im Extremfall sporadisch und unter Kontrolle eines Arztes eingenommen werden.

Diuretika:
z.B. Furosemid, Hydrochlorothyazid, Mefrusid, Triamteren.

Venotonika:

Sie aktivieren die Muskeln in der Venenwand, so dass der Venendurchmesser geringer wird.

Da Arterien viel mehr Muskelzellen haben als Venen, werden Arterien stärker von diesen Medikamenten beeinflusst – ihre Nebenwirkungen sind Infarkte aller Art, auch Herzinfarkt und Hirninfarkt! Ihr Einsatz für Venenleiden ist aus diesen Gründen heute nicht mehr zu rechtfertigen.

Ödemprotektiva:

Diese Medikamente sollen die Wand der Venen undurchlässig machen, damit keine Flüssigkeit austreten kann. Das Wort „Ödemprotektiva" ist ein von der Pharma-Industrie geschaffenes Kunstwort, kein medizinischer Fachbegriff.

Ihre Wirkung ist fraglich. Wenn sie denn wirken, sei dahingestellt, ob es gut ist, den Venen die Möglichkeit zu nehmen, ihren Druck in die Umgebung (das Gewebe) abzugeben. Außerdem verliert der Körper so ein Warnzeichen, nämlich die Schwellung!

Entzündungshemmer:

Entzündungshemmer sind Schmerzmittel, deren Wirkung auf der Linderung der Entzündung beruht. Sie finden ihren Einsatz bei der oberflächlichen Venenentzündung. Sie können zwar den Vorgang nicht rückgängig machen, vermeiden aber die schmerzhafte Entzündung des umgebenden Gewebes.

Blutverdünner:

Blutverdünnende Medikamente hemmen in unterschiedlicher Ausprägung die Bildung von Blutgerinnseln. Aggregationshemmer hemmen die Funktion der Blutplättchen. Gerinnungshemmer verändern die Zusammensetzung des Bluts. Aggregationshemmer kommen bei arteriellen Durchblutungsstörungen zum Einsatz. In den Venen haben sie wenig Wirkung. Sie werden oft in der falschen Annahme genommen, dass sie Thrombosen oder Venenentzündungen vorbeugen.

Mendoza, E., Berger H.A. - Krampfadern

Gerinnungshemmer:

Cumarine und Heparin wirken sehr stark gegen Gerinnselbildung. Sie werden bei tiefen Beinvenenthrombosen zur
Vorbeugung und Behandlung eingesetzt. Ihre Nebenwirkung
ist eine erhöhte Blutungsneigung.

Heparin wird vor allem eingesetzt, um in Risikosituationen
einer Blutgerinnselbildung vorzubeugen, zum Beispiel bei
Vollnarkosen oder Gipsverbänden, oder um bei einem schon
bestehenden Blutgerinnsel das Wachsen des Gerinnsels zu
vermeiden, beispielsweise bei einer tiefen Beinvenenthrombose. Die Gefahr, schwere Blutungen zu erleiden, besteht
bei Heparin in vorbeugender Dosierung (als „Bauchspritze")
nicht. Sollte eine Gerinnungshemmung längerfristig nötig
sein, zum Beispiel bei einer Thrombose, wird auf ein Medikament in Tablettenform umgestiegen (Marcumar$^®$ oder Fali-
throm$^®$). Der Patient erhält daraufhin einen „Pass", in dem
jeder behandelnde Arzt, zum Beispiel der Zahnarzt, auf die
Gerinnungshemmung und verlängerte Blutungszeit hinge-
wiesen wird.

Heparine können einen Abfall der Blutplättchen verursachen.
Daher sollte man regelmäßige Kontrollen des Blutbildes
durchführen lassen. In seltenen Fällen kann Heparin eine
schwere Gerinnungsstörung hervorrufen.

Salben

Am häufigsten greifen die Patienten selbst zu Salben, um
ihre Beschwerden zu lindern. Dabei ist nachgewiesen, dass
die meisten Wirkstoffe, zum Beispiel Heparin, nicht über die
Haut aufgenommen werden.

Viele Salben enthalten zur Kühlung alkoholische Zusätze,
welche die Haut austrocknen, was gerade bei Krampfadern
sehr ungünstig ist. Trockene Haut ist anfälliger für Risse,

**Gerinnungshem-
mer**

Cumarine
(Marcumar$^®$,
Falithrom$^®$) und
Heparin.

**Vorbeugende
Heparinspritzen**

werden von Laien
oft Bauchspritzen
genannt.

Viele Medikamen-
te, insbesondere
Antibiotika, rufen
Allergien hervor,
wenn sie auf die
Haut aufgetragen
werden.

damit kann der Anfang für ein „offenes Bein" gesetzt werden. Unbestritten ist jedoch, dass die Patienten nach dem Auftragen der Gels und Salben Linderung verspüren – allerdings ist diese Wirkung eher auf das Massieren und die Kühlung durch die Trägersubstanz zurückzuführen. Sehr viel günstiger und auch mit weniger Risiken verbunden ist das Einreiben der Haut mit gewöhnlichen, unparfümierten Fettsalben oder Hautcremes. Um die angenehme Kühlung zu erzielen, können sie im Kühlschrank gelagert werden.

Einige der Salben für Venenkranke enthalten Cortison oder Antibiotika. Cortison lindert zwar kurzfristig den Juckreiz, es bewirkt jedoch eine Abwehrschwäche gegen Keime und langfristig eine Verdünnung der Haut.

„Vorbeugende" Antibiotika bei offenem Bein bringen keinen Nutzen. Ihre Nachteile sind: Allergie und Züchtung widerstandsfähiger Keime.

Der Sinn von Antibiotika ist die Behandlung einer Infektion. Auch die gesunde Haut ist mit Keimen besiedelt. Ein Wundabstrich bei offenem Bein wird immer Keime enthalten. Antibiotika sind nötig, wenn Eiter oder eine Durchsetzung des Gewebes mit Keimen (hellrote Färbung!) vorliegen. Dann sollten sie allerdings als Tabletten oder gespritzt verabreicht werden, damit sie auch sicher alle Gewebeschichten erreichen.

Generell gilt: Auch Salben können keinen Einfluss auf die Entwicklung von Krampfadern an sich nehmen, weil es kein Medikament gibt, das dies bewirkt. Die Substanzen werden meist nicht effektiv aufgenommen und können Allergien verursachen. Anders ist das bei Wunden, die müssen mit Salben behandelt werden, s.u. Die Feuchtigkeit aus einer nässenden Wunde beschädigt die umgebende Haut. Das Aufbringen der Zinkpaste auf die gesunde Haut um die Wunde herum vermeidet diesen Kontakt und schützt die Haut. Der Juckreiz lässt sich sehr effektiv mit harnstoffhaltigen Cremes behandeln. Bevor man sich selbst behandelt, sollte man in jedem Fall den Arzt fragen!

Mendoza, E., Berger H.A. - Krampfadern

Zustand der Haut	Behandlung
Krampfadern ohne Hautwunden schwere Beine, trockene Haut	Salben ohne Duftstoffe und Medikamente, z.B.: Unguentum emulsificans aquosum N sine conservante SR (in der Apotheke ohne Rezept erhältlich) Bei Wollwachsallergie als Alternative: weiße Vaseline
Stark schuppige Haut	Weiße Vaseline
Juckreiz, stark schuppige Haut	Cremes mit Harnstoffzusatz
Offenes Bein ohne Eiter	Immer vom Arzt betreuen lassen! Weiße Vaseline auf die Wunde, Zinkpaste auf die Umgebung Hydrokolloidverbände (s.u.)

Die Behandlung des offenen Beines mit Salben

Die Versorgung dieser Wunden ist sehr aufwendig und gehört in die Hände von erfahrenen Ärzten. Viele Salben und Puder verursachen Schmerzen im Wundbereich. Empfohlen werden daher Salben, die möglichst wenige Stoffe enthalten. Sollten während der Behandlung neue rote Flecken auftreten, teilen Sie dies sofort Ihrem Arzt mit – es könnte sich um eine Allergie handeln!

Grundsätzlich gilt: Eine Wundversorgung ohne Kompression ist bei einem durch Krampfadern entstandenem offenen Bein Zeitverschwendung.

Sollte die Wunde trotz Behandlung und Kompression nicht abheilen, müssen ihre Ursachen umgehend behandelt werden – das ist bei Krampfadern immer möglich.

Eine gute Neuerung in der Wundversorgung bei offenem Bein ist der Hydrokolloidverband. Die Verbandwechsel finden nur 1 – 2 mal in der Woche statt. Das Entfernen des Verbandes ist schmerzfrei. Er fördert die Abstoßung toter

> Stark schmerzende Wunden am Knöchel sind hoch verdächtig auf arterielle Ursachen!

> Der Hydrokolloidverband ist im Einkauf teurer als die herkömmliche Wundpflege. Er wird seltener gewechselt und führt zu guten Heilerfolgen, daher ist er unter dem Strich doch günstiger.

Zellen und das Wachstum von gesundem Gewebe. Manchmal wird die Wunde zunächst größer und ist mit stinkendem Gel belegt. Dies ist ein Zeichen der Wundreinigung.

Lymphdrainage

Die manuelle Lymphdrainage nach Vodder

Es handelt sich um eine Spezialmassage. Sie wird von Krankengymnasten und Masseuren nach einer Zusatzausbildung angewendet. Bei dieser Behandlung werden die Lymphgefäße mit ganz zarten Streichbewegungen zum Abtransport der Wassereinlagerungen angeregt. Sie beginnt am Körperstamm (Bauch) und wird zu den Füßen hin fortgeführt.

Sie ist angenehm und bringt deutliche Erleichterung, wenn Stauungsbeschwerden, Schweregefühl und Spannung in den Beinen bestehen. Wird sie konsequent eingesetzt, kann sie mitwirken, langfristige Gewebeschäden zu vermeiden.

Sie eignet sich in folgenden Situationen:

* zusammen mit der Kompression als endgültige Behandlung der Schwellungen, wenn eine Operation nicht erwünscht ist oder diese sich aus medizinischen Gründen verbietet
* als Vor- und Nachbehandlung von Operationen.
* Bei Lymphödem aus anderen Ursachen (nicht durch Krampfadern bedingt)

Die Lymphdrainage darf bei Entzündungen an den Beinen, schwerer Herz- oder Nierenerkrankung und frischer Thrombose der tiefen Venen nicht angewendet werden.

Leider unterliegt die manuelle Lymphdrainage, wie so viele krankengymnastische Behandlungen, in Deutschland der Budgetierung, weswegen diese außerordentlich gute Therapieform immer seltener verschrieben wird.

Mendoza, E., Berger H.A. - Krampfadern

Die Venen und Lymphgefäße im Bein hängen anatomisch und funktionell eng zusammen. Die Aufgaben der Lymphbahnen finden Sie auf Seite 9 und 20.

Die Lymphdrainage behandelt nicht die Krampfadern, sondern sehr effektiv eine ihrer Begleiterscheinungen.

Immer mehr Krankengymnasten und Massagepraxen bieten Sonderpreise, wenn die Patienten die Behandlung privat zahlen.

Entstauungsbehandlung mit Apparaten

Es gibt Geräte, die die manuelle Therapie ersetzen sollen. Sie bestehen aus einer großen Druckmanschette mit mehreren Kammern, die um das Bein gelegt wird. Zunächst entsteht der Druck in der Fußkammer, dann um den Knöchel, die Wade und immer weiter aufsteigend. Schon hierin entscheidet sie sich ganz wesentlich von der manuellen Lymphdrainage. Wenn der Druck in der gesamten Manschette aufgebaut ist, hält er eine Weile an und entspannt sich anschließend wieder von oben nach unten. Das Bein wird sozusagen mechanisch leer gepresst. Unangenehm ist die Behandlung, wenn die Druckkammern zeitlich nicht richtig aufeinander abgestimmt sind.

Diese Behandlung eignet sich in folgenden Situationen:

- Beim Lipödem besonders gut geeignet
- Zur Entstauung bei Krampfadern vor dem Anmessen eines Kompressionsstrumpfes
- Bei Lymphödem bedingt

Gegenanzeigen wie bei Lymphdrainage.

Jeder Patient, der einmal mittels manueller Lymphdrainage behandelt wurde, wird schnell verstehen, dass eine so sanfte Behandlung nicht durch eine Maschine ersetzt werden kann. Der Druck vermag zwar die Venen und das Gewebe zu entleeren, jedoch werden die Lymphbahnen nicht so gut angeregt.

Kompressionsbehandlung

Die Kompression, das heißt die Anwendung von äußerem Druck auf das Bein, ist die wichtigste Zusatzbehandlung des Krampfaderleidens und kann auch als alleinige Therapie lebenslang durchgeführt werden. Sie lindert sehr wirkungs-

> Die Entstauung mit Geräten wird nur in speziellen Fällen von den Krankenkassen bezahlt, nicht beim Lipödem (s. S. 15).

> Die Kompression heilt nicht die Krampfadern, sie verzögert aber das Fortschreiten der Krankheit und verringert die Folgezustände, wie Schwellung und Hautveränderungen.

Die Kompressionsbehandlung beeinflusst nicht die Muskeln des Beines, wie ein Korsett die Stammmuskeln schwächt. Die Beinmuskeln müssen das Körpergewicht tragen und werden dabei nicht durch die Strümpfe entlastet.

voll die Beschwerden der Krampfadern. Verwendet werden Binden oder medizinische Kompressionsstrümpfe. Beide bewirken durch ihren äußeren Druck, dass nur wenig Blut in die Krampfadern eintritt und sich geringere Mengen an Flüssigkeit im Gewebe ansammeln. Ideal ist es, sie morgens vor dem Aufstehen, anzulegen, damit sich die Venen gar nicht erst füllen können.

Die Venen werden durch die Kompression positiv beeinflusst, weil ihre Überfüllung vermieden wird. Das Fortschreiten der Erkrankung wird verzögert. Es gibt keinen negativen Gewöhnungseffekt.

Die Kompression eignet sich als endgültige Behandlungsmethode, manchmal zusammen mit der manuellen Lymphdrainage, wenn der Patient keine Operation wünscht oder diese sich aus medizinischen Gründen verbietet.

Die Kompression ist unentbehrlicher Bestandteil der Vor- und Nachbehandlung von Operationen und Verödungen.

Nach erfolgreicher Heilung der Krampfadern ist die Kompressionstherapie nicht mehr nötig. Viele Patienten tragen sie dennoch weiter, um einem erneuten Auftreten von Krampfadern vorzubeugen.

Bei Patienten mit Blutzuckererhöhung muss vor der Anwendung von Kompression eine Erkrankung der Nerven und Arterien ausgeschlossen werden.

Es gibt einige Situationen, in denen keine Kompression angewandt werden darf. Es handelt sich in erster Linie um die arteriellen Durchblutungsstörungen im Bein. Bei diesen Patienten fließt das Blut in den Arterien nicht mehr mit ausreichendem Druck. Kommt ein zusätzlicher Druck von außen hinzu, verschlechtert sich die arterielle Versorgung. Es kann zu Gewebeschädigungen bis hin zum Verlust des Beines führen. Deshalb schließt Ihr Arzt vor Verordnung einer Kompression bei Ihnen eine arterielle Durchblutungsstörung aus.

Eine Kompression, die Schmerzen verursacht, muss umgehend entfernt werden. Bei Nervenschäden entfällt dieses wichtige Warnzeichen. Darum muss bei diesen Patienten der

Zustand des Gewebes regelmäßig kontrolliert werden. Eine weitere Gegenanzeige stellt eine akute Entzündungen im Bein dar. Fragen Sie im Zweifelsfall Ihren Arzt!

Gelegentlich kommt es bei schwerer Herzschwäche unter Kompression zu Luftnot. Das liegt daran, dass das Blut, das in den Krampfadern fließt, nun zusätzlich im Kreislauf ist und die Herzpumpe zunächst überlastet. Der Körper kann nun dieses überschüssige Blut abbauen. Man kann dann schrittweise vorgehen, zum Beispiel trägt man erst nur an einem Bein einen Strumpf. Wenn sich der Kreislauf daran gewöhnt hat, beginnt man mit dem zweiten Bein.

Wickeln der Beine

Das Wickeln der Beine mit elastischen Binden erfordert Spezialkenntnisse. In geübten Händen ist es eine gute Behandlungsform. Bei nicht sachgerechtem Anlegen können die Bandagen leicht verrutschen, und erzielen dann genau das Gegenteil des erwünschten Effektes: Die Kompression erfolgt dann ungleichmäßig, häufig entstehen in oberen Bereichen Einschnürungen, sodass der Abfluss des Blutes aus dem Bein behindert wird.

Langzugbinden haben einen hohen Ruhedruck und werden bei bettlägerigen Patienten verwendet. Kurzzugbinden sind für mobile Patienten vorgesehen.

Das Wickeln ist eine gute Methode, die Beine zum Abschwellen zu bringen. Dann können Kompressionsstrümpfe angepasst werden, die den Dauererfolg sichern.

Kompressionsstrümpfe

Sie müssen grundsätzlich im Fachhandel für den Patienten angepasst werden. Bei jedem Patienten werden Umfang und Länge der Beine im Stehen abgemessen. Erst dann kann der passende Kompressionsstrumpf ausgesucht werden. Das Abmessen der Beine im Sanitätshaus ist eine Selbstverständlichkeit und bedarf keines gesonderten Hinweises auf dem Rezept. In den seltensten Fällen ist eine Maßanferti-

Grundsätzlich sollte vom selbstständigen Bandagieren abgesehen werden. Ein gut angepasster Kompressionsstrumpf ist nach erfolgter Entstauung des Beines den Bandagen immer vorzuziehen.

Ein gut angepasster Kompressionsstrumpf muss dem Patienten trotz des ausgeübten Druckes als Erleichterung vorkommen.

Verursacht ein Kompressionsstrumpf Beschwerden beim Tragen oder wirft er Falten, dann sitzt er nicht richtig. Wenden Sie sich frühzeitig an das Sanitätshaus, mit der Bitte um Umtausch oder Nachbesserungen.

Die Oberschenkelstrümpfe werden heute in der Regel mit Silikonnoppen geliefert, so dass sie gut haften und nicht rutschen.

gung nötig. Die Hersteller haben eine größere Palette an Konfektionsmaßen auf den Markt gebracht, so dass in der Regel für jeden Patienten eine Konfektionsgröße passt.

Nach unseren Erfahrungen ist eine Serienanfertigung – wann immer möglich – der Maßanfertigung vorzuziehen. Bei Serienanfertigungen liegt immer ein von unten nach oben abnehmender Druck vor, der Strumpf hat gewisse Schwankungsbreiten, die auch die leichte Schwellung im Laufe des Tages berücksichtigen. Maßanfertigungen passen nur auf ein Maß, sie fangen keine Änderungen im Tagesablauf auf. Nach falschen Vorgaben können sie sogar oben enger sitzen. Das kann Venenentzündungen und Stauungsbeschwerden zur Folge haben.

Der Kompressionsstrumpf sollte so hoch reichen, dass der oberste Rückflusspunkt mit komprimiert wird. Daher ist in den allermeisten Fällen eine Strumpfhose oder ein Oberschenkelstrumpf notwendig, auch wenn nur am Unterschenkel Krampfadern sichtbar sind.

Manche Patienten lehnen eine Kompressionsstrumpfhose oder einen Oberschenkelstrumpf ab. Liegen am Oberschenkel Krampfadern vor, kann ein Kompressionskniestrumpf schädlich sein. Der Patient sollte also auf jeden Fall wissen, dass er bei Wahl eines Kniestrumpfes eventuell auf eine optimale Versorgung verzichtet.

In der Langzeitversorgung nach tiefer Beinvenenthrombose reicht jedoch meistens ein Kniestrumpf aus.

Es gibt auch Kompressionsstrumpfhosen für ein Bein. Sie sehen aus, wie eine normale Kompressionsstrumpfhose, bei der das andere Bein abgeschnitten wurde. Bestehen Sie auf dieser Sonderform, wenn Sie nur an einem Bein Krampfadern haben! Für Herren gibt es Kompressionsstrumpfhosen mit Eingriff.

Oftmals wird von einer Kompressionsbehandlung abgesehen, weil sich der Patient aufgrund hohen Alters, allgemeiner Schwäche oder schmerzhafter Erkrankungen in den Fingern nicht in der Lage sieht, alleine die Strümpfe anzulegen. Leider handelt es sich meistens um Patienten, die aus denselben Gründen auch von einer Operation absehen und deren Krampfadern dann gar nicht behandelt werden. Ihre Lebensqualität leidet darunter. Es ist alles daran zu setzen, ihnen möglichst gut zu helfen.

Im Sanitätsfachhandel werden Sie zu den vorhandenen Anziehhilfen kompetent beraten – es gibt bestimmt eine Möglichkeit für fast jeden Patienten. Außerdem kann der Pflegedienst auf Rezept täglich kommen, um die Strümpfe anzulegen.

> Das Raffen des Strumpfes und der Versuch, „alles auf einmal" über den Fuß zu streifen, sind genau das Falsche. Lassen Sie sich im Sanitätsfachhandel beraten!

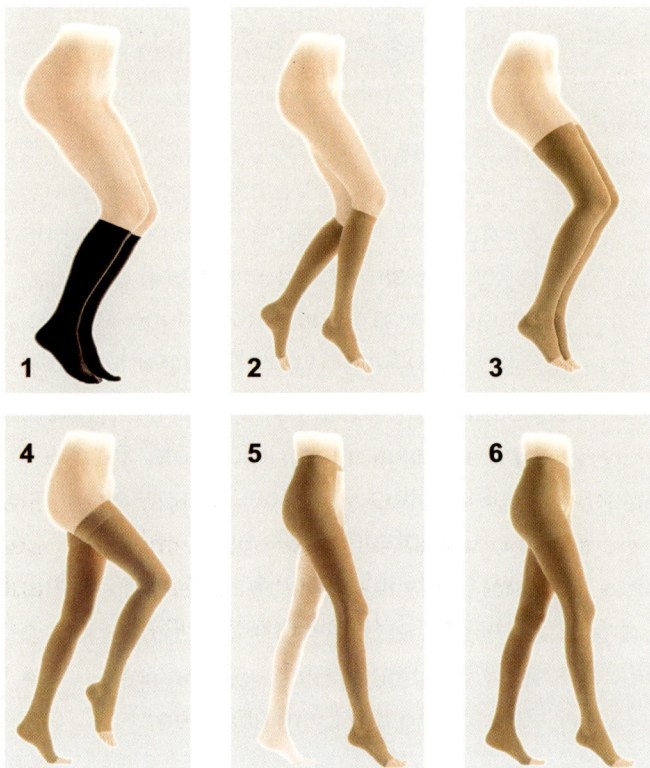

Abb.: Mit freundlicher Genehmigung der Firma Ganzoni Sigvaris

Kompressionsstrumpfmodelle

1. Kniestrumpf (AD) mit geschlossener Spitze.
2. Kniestrumpf (AD) mit offener Spitze
3. Halbschenkelstrumpf mit Haftband (AF)
4. Schenkelstrumpf mit Haftband (AG)
5. Schenkelstrumpf für ein Bein mit Hüfthalterung
6. Strumpfhose (AT)

Alle Modelle gibt es mit offener oder geschlossener Spitze. Die Schenkelstrümpfe kann man mit oder ohne Haftband bestellen. Zusätzlich gibt es Strümpfe aus unterschiedlichen Qualitäten – mit mehr Baumwollanteilen (angenehmer auf der Haut) oder Naturkautschuk (stärkere Kompression)

Es gibt vier verschiedene Kompressionsklassen (KKl), die in römischen Ziffern von I – IV ausgedrückt werden. Sie sind nicht zu verwechseln mit der Bezeichnung „DEN", welche die Fadenstärke bei Stützstrümpfen beschreibt. Die Kompressionsstärke wird in Millimeter Quecksilbersäule gemessen (mm Hg), wie auch unserer Blutdruck. Die Kompressionsklasse, die am häufigsten bei Krampfaderpatienten zur Anwendung kommt ist die Klasse II.

Die Krankenkassen zahlen 2 Paar Strümpfe im Jahr, damit Sie immer ein Paar waschen können, während Sie das andere tragen. Bei ordnungsgemäßem Gebrauch, insbeson-

KKl	Bezeichnung	Druck (circa)	Anwendung, Kommentar
I	leichte Kompression	Bis 20 mm Hg	Wird empfohlen zur Vorbeugung und bei Müdigkeitsgefühl in den Beinen nach längerem Stehen, keine Kassenleistung
II	mittelkräftige Kompression	Bis 30 mm Hg	Bei Krampfadern, Beinschwellung, als Therapie und zur Vorbeugung bei einer kleinen unkomplizierten Stauungswunde (offenes Bein), zur Behandlung und Vorbeugung von Venenentzündungen und nach Verödungen und Krampfaderoperationen, solange der Arzt es anordnet.
III	kräftige Kompression	Bis 40 mm Hg	Bei Folgezuständen nach tiefer Beinvenenthrombose oder bei Komplikationen der Krampfadern, wie brauner Verhärtung der Haut, chronisch offenem Bein, schwerer Schwellungsneigung.
IV	extra kräftige Kompression	Bis 60 mm Hg	Bei Lymphödem und vollständiger Zerstörung der Lymphbahnen

Mendoza, E., Berger H.A. - Krampfadern

dere regelmäßigem Auswaschen, halten diese Strümpfe dann auch ein Jahr. Sollte jedoch aufgrund von besonders hohem Verschleiß, Maßänderungen oder Kompressionsklassenänderung eine neue Verordnung innerhalb des Jahres nötig werden, erstattet die Kasse den jeweiligen Betrag. Der Patient zahlt 20%.

Kompressionsstrümpfe unterliegen nicht der Budgetierung! Das heißt, Ihr Arzt wird nicht in Regress genommen, wenn er eine gewisse Anzahl an Rezepten überschreitet.

Stützstrümpfe, „Reisestrümpfe"
Viele Patienten schrecken vor dem Tragen von Kompressionsstrümpfen zurück, obwohl eine repräsentative Meinungsumfrage zu dem Ergebnis kam, dass Patienten, die die modernen Kompressionsstrümpfe getragen haben, diese auch weiterempfehlen würden und sie als sehr angenehm empfunden haben.
Stützstrümpfe bringen weniger Kompression auf. Sie unterliegen nicht so engen Herstellungskontrollen wie die Kompressionsstrümpfe. Generell sollte man nur Stützstrümpfe kaufen, die von Kompressionsstrumpfherstellern gefertigt sind, diese unterliegen höheren Qualitätsanforderungen.
Liegt keine Erkrankung der Venen vor, scheint ein Stütz-Kniestrumpf auszureichen, um der Reisethrombose vorzubeugen. Bei Venenerkrankung immer Kompressionsklasse II „mit auf die Reise" nehmen.

Bei Patienten, die eine Kompression ablehnen, ist der Stützstrumpf „besser als gar nichts"!!

Bezeichnung	Druck (circa)	Anwendung, Kommentar
Stützstrümpfe	< 15 mm Hg	Wird empfohlen zur Vorbeugung und bei Müdigkeitsgefühl in den Beinen nach längerem Stehen
Antithrombosestrümpfe	10 mm Hg	Weiße Krankenhausstrümpfe. Vorbeugung der Thrombose beim liegenden Patienten, am stehenden Patienten völlig unzulänglich

Verödung

Es empfiehlt sich, nach der ersten Sitzung 4 Wochen zu warten, um zu beobachten, wie man auf die Behandlung reagiert hat und um den Seitenästen Zeit zur Rückbildung zu lassen und so unnötige Sitzungen zu vermeiden.

Seit vielen Jahren ist die Anwendung von Verödungsmitteln etabliert. Die Substanz wird mit einer dünnen Nadel in die Vene gespritzt. Die Wand wird gereizt, es kommt zu einer Entzündung mit dauerhaftem Verschluss der kleinen Gefäße. Diese Behandlungsform eignet sich besonders für etwas kräftigere Besenreiser und die so genannten retikulären Krampfadern (siehe Seite 20), da mit der Nadel das Gefäß getroffen werden muss, was bei ganz dünnen Besenreisern schwer ist. Die Verödungsbehandlung erfordert in der Regel mehrere Sitzungen.

Noch vor 30 Jahren war es üblich, die oberflächlichen Sammelvenen und auch ihre sehr gedehnten Seitenäste zu veröden. Dafür wurde ein Schnitt in Leistennähe gemacht, und das Verödungsmittel direkt in die sehr dicken Venen eingespritzt. Von dieser Behandlungsform ist man jedoch abgekommen, da Verödungsmittel in die tiefen Venen gelangte mit der Folge von Venenthrombosen und Lungenembolien.

Die therapeutische Wirkung der Verödung wird unterstützt, wenn der Patient nach der Behandlung tagsüber vier Wochen lang Kompressionstrümpfe trägt.

Heute besteht Übereinkunft unter den Ärzten, dass allenfalls kleine Seitenäste und Besenreiser verödet werden. Vorher müssen die oberflächlichen Sammelvenen und deren große Seitenäste untersucht und ggf. behandelt werden. Sind sie krank, kann die Verödung keinen dauerhaften Erfolg haben, da der Rückfluss durch die Krampfadern immer wieder Besenreiser hervorrufen wird. Man kann die Situation ganz plastisch mit einer überlaufenden Badewanne vergleichen: Solange Wasser aus dem Hahn läuft, wird die Wanne immer wieder überlaufen.

Lassen Sie vor Beginn einer Verödung feststellen, ob die Sammelvenen und deren wichtigsten Seitenäste gesund sind.

Frauen entwickeln im Rahmen der Wechseljahre (manchmal auch schon früher) bei gesunden oberflächlichen Venen Besenreiser, besonders an der Oberschenkelaußenseite. Ihre Behandlung steht unter einem exklusiv kosmetischen

Mendoza, E., Berger H.A. - Krampfadern

Gesichtspunkt. Sie wird auch nicht von den Kassen über-
nommen. Es stehen hier die Verödung, das „Sticheln"
(s. Kasten) oder der LASER (s.u.) zur Verfügung.

Eine Verödung darf nicht vorgenommen werden bei arteriellen Durchblutungsstörungen, starken Wassereinlagerungen, Schwangerschaft und schlechtem Allgemeinzu-
stand. Sie kann Allergien hervorrufen. Bei Austritt des Mittels
aus den Venen können dauerhafte braune Verfärbungen
auftreten, es können auch ganze Hautteile absterben.

Sticheln der Venen:
mit einer Lanzette wird die Vene mehrfach ange-
stochen, so dass sie vernarbt

LASER

Neu und zum Teil noch in der Erprobung ist die Behandlung
mit LASER. Die LASER-Geräte wirken durch die Haut, sie
erhitzen das Blut in den kleinen, hautnahen Gefäßen, so
dass es gerinnt. Das geronnene Blut verlegt das kleine Gefäß, es vernarbt. Photoderm-Geräte arbeiten zwar nicht mit
LASER, sondern mit normalem Licht, haben aber auch eine
sehr gute Wirkung auf die Besenreiser.

Bei dieser Behandlungsform werden keine chemischen
Substanzen in den Körper eingebracht. Die Lichtquelle wirkt
flächig auf die Haut ein. Alle Besenreiser, die sich in diesem
Bereich befinden, werden von ihr erfasst. Sie ist daher bei
nahe beieinander liegenden, sehr dünnen und oberflächlichen Besenreisern zusammen mit dem Sticheln (siehe oben)
die Behandlung der Wahl.

Wie oben erwähnt, ist in diesem Fall das Blut selber das
Verödungsmittel. Daher sieht die Vene nach der LASER-
Einwirkung zunächst braun aus, wie bei einer Venenentzündung. Der gesamte Bereich ist lichtempfindlich. Das kosmetische Ergebnis stellt sich erst nach ein paar Wochen ein. Es
bestehen bei korrekter Anwendung nur geringe Risiken für

LASER ist hoch energiereiches, stark gebündeltes Licht. Es wirkt durch Erhitzung.

In den ersten Wochen nach der Behandlung sollte Sonneneinwirkung vermieden werden, da die Haut in der Zeit besonders verbrennungs-
empfindlich ist.

Nach der ersten LASER-Sitzung sollten vier Wochon vor streichen um Wirkung und Nebenwirkung abzuwarten.

Dauerschäden, wie Verbrennungsnarben, aber auch so genannte Hypopigmentierungen (die Haut wird bei Sonneneinwirkung nicht mehr braun). Wie bei der Verödung gilt, dass zunächst die Krampfadern behandelt werden müssen.

Die Gegenanzeigen zur LASER-Behandlung sind die selben, wie bei der Verödung. Vor der Behandlung von empfindlicher Haut sollte an einem kleinen Areal getestet werden.

Die LASER-Behandlungen werden generell von den Kassen nicht bezahlt. Es gibt auch keine festgesetzten Beträge, die für Ärzte bindend sind. Fragen Sie daher in jedem Fall vor der Behandlung nach dem Preis!

Verödung mittels Spritzen	LASER
Ideal für retikuläre Krampfadern	Ideal für kleinste, flächige Besenreiser
Für kleinste Besenreiser nur bedingt geeignet.	Für retikuläre Krampfadern nicht geeignet.
Verbietet sich bei Allergie gegen das Verödungsmittel	Vorsicht bei sonnenempfindlicher Haut
Anschließend Venenentzündungen möglich	Anschließend keine Sonnenbäder!

Chirurgische Eingriffe

Allgemeines

Chirurgische Maßnahmen für die Behandlung von Krampfadern haben das Ziel, den krankhaften Rückfluss des Blutes in das Bein zu beheben. Da Krampfadern eine angeborene Krankheit darstellen, deren Ursache noch unbekannt ist, wissen wir nie, wie lange das Ergebnis „vorhalten" wird, ganz egal, zu welcher Methode Sie sich entschließen. Ernüchternde Ergebnisse 34 Jahre nach sorgfältiger Entfernung der

Krampfadern haben gezeigt dass ein sehr, sehr hoher Prozentsatz an Patienten wieder Krampfadern hatte.

In den letzten 20 Jahren galten die Bemühungen der Ärzte zunehmend dem Venenerhalt und den immer kleineren Eingriffen. Vor dem Hintergrund, dass offensichtlich das Krampfaderleiden immer wieder kommen kann, ist es auch sinnvoll, mit möglichst kleinen Maßnahmen bei einem guten Ergebnis möglichst viel Zeit zu gewinnen. Heute stehen uns deshalb sehr viele Möglichkeiten zur Verfügung.

Im Hinblick auf operative Behandlungen sind generell folgende Tatsachen zu beachten:

- Krampfadern sind eine chronische Erkrankung. Sie können nach erfolgter Behandlung an anderen Venen erneut auftreten.

- Während einer Schwangerschaft sollte grundsätzlich nicht operiert werden: Die Venen bilden sich oft nach der Entbindung zurück. Außerdem darf während einer Schwangerschaft kein Risiko für das Kind eingegangen werden – und sei es auch noch so gering!

- Besteht Kinderwunsch sollte die vordere Sammelvene in der Leiste nicht entfernt werden. Diese Stelle ist ein natürliches Ventil während der Schwangerschaft. Wird sie chirurgisch entfernt, können untypische Krampfadern an Schamlippen und Unterbauch entstehen. Sie sind schwierig zu behandeln.

- Arterielle Durchblutungsstörungen müssen behandelt werden, bevor an Krampfadern operiert wird. Die Haut heilt bei diesen Patienten schlecht, jede überflüssige Wunde ist ein Risiko!

- Bei Patienten mit tiefer Beinvenenthrombose in der Vorgeschichte muss vor dem Eingriff ausgeschlossen werden, dass die Krampfadern für den Blutabfluss aus dem Bein benötigt werden.

Soll bei offenem Bein operiert werden?

Vielerorts besteht die Meinung, Krampfadern können nicht operiert werden, wenn ein offenes Bein vorliegt. Das ist ein großer Irrtum.

Warten, bis die Wunde geheilt ist, hat hygienische Vorteile, die Gefahr einer Infektion der Operationswunde sinkt.

Auf der anderen Seite heilt das offene Bein nach Operation der Krampfadern zuverlässig und sehr viel schneller ab.

Wie so oft ist die Lösung der goldene Mittelweg. Die Wunde wird so lange mit Kompression und Wundbehandlung durch den erfahrenen Arzt und sein Team behandelt, bis sie sauber ist, das heißt keine Eiterungen mehr aufweist und im Wundgrund rötliche Höcker zu sehen sind. Jetzt kann die Operation ohne Bedenken erfolgen. Säubert sich die Wunde trotz aller Maßnahmen nicht und sind keine Fortschritte zu erkennen, muss operiert werden, alles andere ist Zeitverschwendung.

Die venenerhaltenden Operationen bieten die Möglichkeit, in zwei Schritten vorzugehen, zunächst am Oberschenkel zu behandeln, fern von der Wunde. Dadurch wird die Gefahr einer Wundinfektion sehr gering gehalten. Nach dem Abheilen des offenen Beines folgt, wenn nötig, die Behandlung des Unterschenkels (siehe Seite 62 ff).

Auch bei den Stripping-Verfahren, dem Herausziehen der Vene (siehe Seite 59), wurden neue Varianten entwickelt, bei denen am Unterschenkel nicht geschnitten werden muss, wie das Entfernen der Venen mit der Kältesonde und die endoskopische Perforantendissektion (siehe Seite 60). Beim ersten Verfahren ist das Risiko, Keime in das Bein zu verschleppen, im Vergleich zum klassischen Stripping deutlich erniedrigt.

Holen Sie im Zweifelsfall eine zweite Meinung ein!

> Heutzutage ist es möglich, praktisch jedes offene Bein in einigen Monaten erfolgreich zu behandeln.

Mendoza, E., Berger H.A. - Krampfadern

Operative Maßnahmen mit Entfernung der Venen

Das Herausziehen der Venen („Stripping"), ist derzeit im deutschsprachigen Raum die am häufigsten angewandte Methode. Im Laufe des vergangenen Jahrhunderts wurden neue diagnostische Möglichkeiten entwickelt und die Kenntnisse der Venenheilkunde verbessert, so dass auch bei den Ärzten, die Venen entfernen, schonendere Techniken erarbeitet werden konnten. Man ist dazu übergegangen, nur die erkrankten Venen zu entfernen, nicht prinzipiell die ganze Sammelvene, wie das noch in den 80-er Jahren üblich war.

> Fragen Sie vor der Behandlung den Arzt, wie weit Ihre Sammelvene erkrankt ist und ob er die gesamte Vene oder nur den erkrankten Abschnitt entfernt.

Die Stripping-Methode nach Babcock

Der amerikanische Arzt Babcock entwickelte zu Anfang des 20. Jahrhunderts eine Sonde, die in die Sammelvene eingeführt wird und mit deren Hilfe die Krampfader gezogen werden kann, ohne das Bein im gesamten Verlauf zu eröffnen. Das stellte damals einen großen Fortschritt dar.

> Ziel der Behandlung war es, die erkrankten Venenabschnitte, für die man keine Möglichkeit der Regeneration sah, aus dem Bein zu entfernen.

Beim Stripping wird die Sonde am Knöchel eingeführt und in der Sammelvene bis zur Leiste vorgeschoben, wo sie wieder ausgeleitet wird. Nach Durchtrennen der Venen an beiden Enden und Verknoten mit der Sonde, wird letztere mitsamt der Krampfader herausgezogen. Größere Seitenäste werden über kleine Stiche mit der Häkeltechnik (s.u.) entfernt, erkrankte Verbindungsvenen unterbunden. Kleinere Seitenäste und Verbindungsvenen reißen beim Ziehen ab. Daher wird das Bein auf dem Operationstisch gewickelt, um größere Blutungen zu vermeiden.

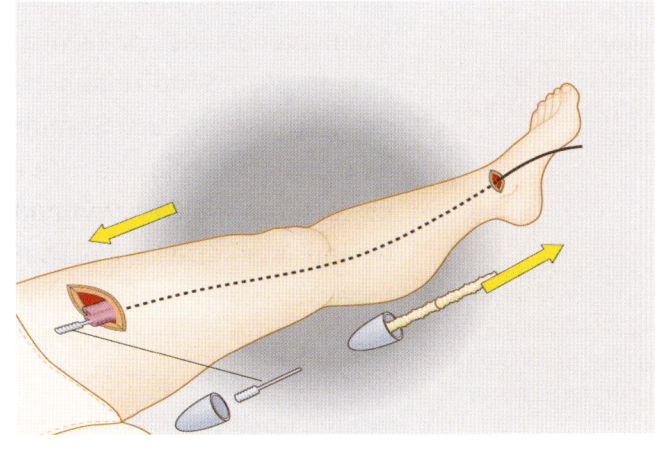

Die diagnostischen Möglichkeiten, insbesondere die Duplex-Untersuchung (siehe Seite 39) ermöglichen es, genau zu beurteilen, welche Strecken krank sind.

Modernisierungen der Methode

Im Laufe der 80-er und 90-er Jahre wurden Varianten der Babcock-Operation eingeführt. Hierzu trugen die Einführung des Ultraschalls, und der deutliche Trend zur ambulanten Behandlung bei.

Es ist kaum mehr nötig, die ganze Sammelvene zu entfernen, da sie selten über ihre gesamte Länge erkrankt ist.

Die wichtigsten Neuerungen beim Entfernen der Venen sind das „Endo-Stripping", die Häkeltechnik, die endoskopische Perforantendissektion und die Kryochirurgie.

Beim *Endo-Stripping* wird die Vene nicht durch eine Metallkugel „aufgeladen", sondern beim Ziehen in sich eingestülpt. Dadurch entstehen weniger Verletzungen der Umgebung.

Die *Häkeltechnik* eignet sich für Seitenäste, nicht für die Sammelvenen. Über kleine Stiche werden erkrankte Seitenäste Stück für Stück mit einem Häkchen herausgezogen. Diese Technik ist nicht mit der venenerhaltenden Operation CHIVA zu verwechseln (s. Seite 65 ff), bei der die Seitenäste auch „gehäkelt" werden können, die Stammvenen jedoch nicht entfernt werden. Sie können die beiden Methoden unterscheiden, wenn Sie fragen, ob bei der Operation die Stammvenen entfernt oder im Bein belassen werden.

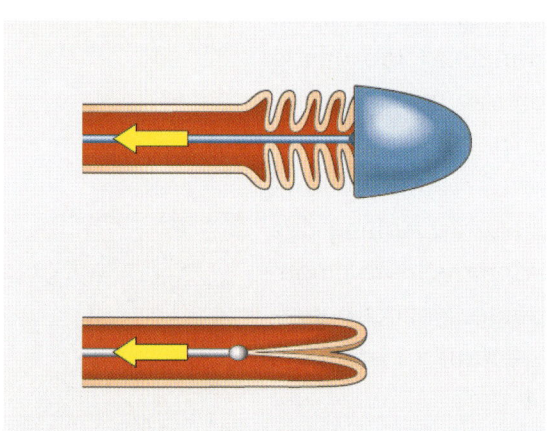

Oben:
Stripping nach Babcock: Die Krampfader wird vor der Olive her geschoben.
Unten:
Die Krampfader wird in sich selbst gestülpt.

Die *endoskopische Perforantendissektion* kommt bei Patienten mit starken Hautveränderungen am Unterschenkel zum Einsatz, wenn hier die Verbindungsvenen erkrankt sind. Durch einen Schnitt kurz unterhalb des Knies wird ein Sichtrohr in die tieferen Schichten des Beines vorgeschoben. Mit langen Instrumenten werden die Verbindungsvenen unter-

Kleinste Schnitte sollten heute eine Selbstverständlichkeit in der Krampfaderchirurgie sein.

Mendoza, E., Berger H.A. - Krampfadern

brochen. Es ist also nur ein Hautschnitt erforderlich, jedoch wird in der Tiefe eine große Wundhöhle geschaffen. Der Begriff „minimal invasiv (eindringend)" trifft für diese Methode nicht zu! Meist wird diese Technik in Zusammenhang mit dem Stripping angewendet.

Zunächst wurde die endoskopische Perforantendissektion in Blutleere des Beines durchgeführt, um Blutungen zu vermeiden. Diese Technik ist für das Gewebe sehr anstrengend. Die meisten Kollegen verzichten daher auf diese Maßnahme. Fragen Sie Ihren Arzt vor der Behandlung, ob er mit oder ohne Blutleere operiert!

Heute wird die Perforantendissektion nur noch in vereinzelten Fällen eingesetzt, meist nach tiefer Beinvenenthrombose. Sie erfolgt in Voll- oder Rückenmarksnarkose.

Bei der *Kryochirurgie* (Kältechirurgie) wird eine Sonde in die Sammelvene eingeführt und dann mit flüssigem Stickstoff weit unter den Gefrierpunkt abgekühlt. Die Vene verklebt mit der Sonde, beide können zusammen herausgezogen werden. Ein Schnitt am Knöchel oder unter dem Knie ist nicht erforderlich. Die Methode hat den Nachteil, dass sie nur bei geradlinig verlaufender Krampfader gelingt. Für Seitenäste ist sie nicht geeignet. Es ist bis heute wissenschaftlich nicht nachgewiesen, inwiefern das Abkühlen dauerhafte Begleitverletzungen am umliegenden Gewebe hervorruft.

Letztlich werden bei all diesen Techniken die erkrankten Venen entfernt.

Komplikationen der Stripping-Methode

Bei allen Patienten treten im Unterhautgewebe Blutungen auf, auch Hämatome genannt. Die meisten Patienten benötigen nach dem Eingriff mehrfach Schmerzmittel. In bis zu 20% der Fälle werden Verletzungen von kleinen Hautnerven

---

Bei der „Blutleere" wird das Blut durch sehr starke Wickel aus dem Bein gepresst. Anschließend vermeidet eine Druckmanschette am Oberschenkel erneutes Eintreten von Blut in das Bein.

Trivex-Methode
Dabei wird die Vene über ein Sichtrohr im Fettgewebe mit kleinen Messern „gehäckselt". Es entstehen zwar weniger Hautschnitte, aber eine riesige innere Wundfläche und wochenlange Hämatome. Es handelt sich nicht um eine ernst zu nehmende Alternative.

Die Beschädigung von Hautnerven hat Taubheitsgefühl, meist am Innenknöchel, zur Folge.

beschrieben. Häufig werden die Lymphgefäße, die als feines Geflecht rund um die Sammelvenen verlaufen, mit entfernt. Daher kann es in der Folge eines Strippings zur Überlastung der verbleibenden Lymphbahnen kommen. Das hat die Entwicklung eines Lymphödems zur Folge.

Bei vorliegender Venenentzündung wurde während des Strippens schon eine Lungenembolie verursacht, weil ein Gerinnsel aus der oberflächlichen Vene beim Zurückziehen der Sonde in die tiefen Venen gequetscht wurde. Man sollte daher in diesen Fällen den Eingriff verschieben!

Die Vollnarkose, Rückenmarksnarkose oder ausgedehnte örtliche Betäubung lässt die Muskeln des Beines erschlaffen. Kommen noch weitere Risikofaktoren hinzu (höheres Alter, Übergewicht) ist für einige Tage nach der Operation die Gabe von Heparin nötig (Bauchspritzen).

Viele Kollegen operieren in der so genannten Intumeszenz-Betäubung. Eine große Menge Flüssigkeit mit verdünnter örtlicher Betäubung wird in das Gewebe des Beines gepumpt. Die Wirkung ist meist stärker als eine örtliche Betäubung.

Operative Maßnahmen ohne Entfernung der Venen

Die Entwicklung in der modernen Medizin fordert auf allen Gebieten den Erhalt der menschlichen Organe, möglichst auch ihrer Funktion.

Die Entwicklung des Duplex-Ultraschalls im späten 20. Jahrhundert weckte erneut das wissenschaftliche Interesse für die Erkrankung Krampfadern. Endlich existierte ein Instrument, mit dem die Vorgänge in gesunden und kranken Venen erforscht werden konnten. Wissenschaftler begannen nach Möglichkeiten zu suchen, das erkrankte Organ nicht einfach zu entfernen, sondern seine Erholung zu ermöglichen. Fieberhaft wird nach der eigentlichen Ursache der Krampfaderbildung gesucht.

Mendoza, E., Berger H.A. - Krampfadern

Das letzte Wort zu der Erkrankung Krampfadern ist noch lange nicht gesprochen, aber jetzt werden die Mediziner sich klar darüber, dass sie die Venen, die sie immer als untauglich entfernt haben, eigentlich gar nicht verstanden hatten.

Der rumänische Arzt Dr. Popa untersucht den Zusammenfluss der oberflächlichen und tiefen Venen in der Leiste, dort verlaufender Nerven und den Winkel beider Venen zueinander als Ursache für Krampfadern.

Eine internationale Arbeitsgruppe an der Universität Ferrara, Italien, forscht unter Leitung von Prof. Zamboni an einem Botenstoff aus der Venenwand, der bei turbulentem Blutfluss eine Dehnung der Vene verursacht. Dieser Weg verspricht, die wirklichen Ursachen der Erkrankung zu verstehen und eventuell in der Zukunft eine Behandlungsform zu finden, mit der man der Krampfaderentwicklung vorbeugen, beziehungsweise den bisher unaufhaltsamen Verlauf stoppen könnte.

In Wunstorf, in Zusammenarbeit mit der Universität in Rom, fanden wir im Jahr 2002 interessante Zusammenhänge zwischen dem Verlauf der Vene zu den Bindegewebsschichten und der Entstehung von Krampfadern.

All diese Gedanken entstehen rund um die Neuerungen und Alternativen zum Entfernen der erkrankten Venen. In Amerika wurden eine Wärmesonde (VNUS) und eine LASER-Sonde entwickelt. Beide bewirken über Hitze bei den Bindegewebsfasern in der Venenwand einen Verlust der elastischen Eigenschaften und eine dauerhafte Verkürzung. Die Sonde wird am Oberschenkel in die Sammelvene eingeführt und verursacht bei Erwärmung eine Schrumpfung des Venendurchmessers, die Vene ist dann verschlossen. Zu beiden Verfahren liegen noch keine Langzeitergebnisse vor. Sie behandeln die Klappe in der Leiste nicht. Die LASER-Sonde kann Venenentzündungen verursachen.

Die ehemaligen Krampfadern sollen nach der Behandlung nicht nur im Bein verbleiben, sondern auch weiterhin dem gesunden Abfluss des Blutes aus dem Bein dienen.

Die Wärmesonde (VNUS) und die LASER-Sonde können nur auf die Sammelvenen angesetzt werden. Die Vene verschließt sich dauerhaft, wie beim Veröden. Damit bleibt die Vene zwar im Bein, ihre Funktion geht aber verloren.

Die beiden einzigen organ- und funktionserhaltenden Verfahren, die bisher in Europa mit Langzeituntersuchungen als gültig bestätigt wurden, sind die externe Valvuloplastie und die CHIVA-Methode. Beide werden an namhaften Universitäten praktiziert und gelehrt. Studien haben gezeigt, dass nach 5 Jahren 92% der behandelten Venen gesund und funktionstüchtig waren.

Externe Valvuloplastie

Ziel der Methode ist es, die Klappe zwischen oberflächlicher und tiefer Vene in der Leiste, eventuell auch an anderen Stellen, wieder zum Schließen zu bringen. Externe Valvuloplastie heißt soviel wie „Umformung der Klappe von außen".

In Krampfadern sind meistens die Klappen selber nicht defekt, sondern sie reichen nicht aus, die gedehnte Vene zu verschließen, weil sich die Klappensegel nicht mehr in der Mitte treffen.

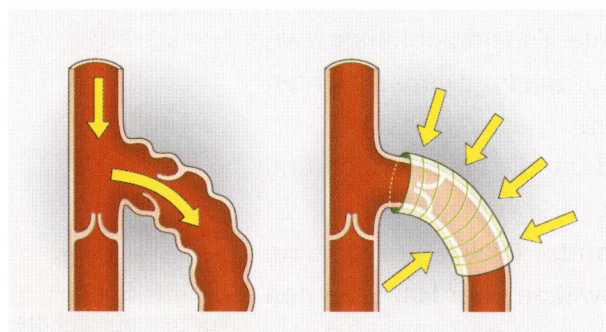

Bei der Operation wird der Zusammenfluss der oberflächlichen Sammelvene und der tiefen Beinvene in der Leiste in örtlicher Betäubung freigelegt. Um die letzte Strecke der oberflächlichen Vene wird eine Manschette aus Kunststoff gelegt, und die Vene etwas zusammengeschnürt. So schließen die Klappen wieder. Die Venen bilden sich im Lauf von Wochen auf ihren ursprünglichen Durchmesser zurück.

Es wird dauerhaft ein Fremdkörper in das Bein eingeführt, der gelegentlich eine Infektion hervorrufen kann. In den Wochen nach dem Eingriff können Venenentzündungen auftreten.

Man kann die Externe Valvuloplastie nur bei ausgewählten Patienten anwenden.

Mendoza, E., Berger H.A. - Krampfadern

Die CHIVA-Methode

Der französische Arzt Claude Franceschi ging von der Beobachtung aus, dass Krampfadern im Liegen oft nicht mehr sichtbar sind, dass sogar Besenreiser und Blauverfärbungen an den Knöcheln, die im Stehen deutlich hervortreten, im Liegen verschwinden. Offensichtlich haben die Venen die Fähigkeit, ihren normalen Durchmesser wieder zu erlangen, wenn sie nicht überfüllt sind. Außerdem stellte er fest, dass die Krampfadern vielen gesunden Seitenästen als Abfluss dienen. Er machte sich auf die Suche nach einer Behandlung, die ohne Entfernen der Venen ihre Blutüberlastung im Stehen dauerhaft vermeidet, das heißt: Der leere, entspannte Zustand, den die Venen im Liegen haben, sollte auch im Stehen möglich sein.

Durch den Duplex-Ultraschall war er in der Lage, genau nachzuvollziehen, an welchen Stellen sich die Krampfadern mit so viel Blut füllen – Blut, für das diese Venen nicht vorgesehen sind. Wie auf Seite 10 beschrieben, füllen sich die Krampfadern im Stehen, weil in ihnen Blut zu den Füßen zurücksackt, statt in den tiefen Venen zum Herzen weiter zu fließen. Dabei entsteht ein überflüssiger Kreislauf. Die von Dr. Franceschi entwickelte CHIVA-Methode beruht darauf, diese Kreisläufe, von denen oft mehrere ineinander verschachtelt sind zu erkennen, und ihren jeweils obersten Rückflusspunkt zu unterbrechen. Diese Stellen werden in einer sorgfältigen Duplex-Ultraschall-Untersuchung ermittelt, die das Kernstück der Behandlung darstellt. Sie dauert in der Regel 20 – 60 Minuten und findet unmittelbar vor dem Eingriff statt. Die Rückflusspunkte werden mit einem Filzstift auf der Haut markiert.

Für die herkömmlichen Behandlungsmethoden (Stripping, Verödung) wurden dem Arzt keine intensiven Kenntnisse über die krankhaften Abläufe in den Venen abverlangt:

CHIVA ist die französische Abkürzung für ambulante, blutflusskorrigierende Behandlung der Krampfadern.

Der Ultraschall für die CHIVA-Methode muss eigens erlernt werden. Die von der Deutschen Gesellschaft für CHIVA geprüften Ärzte finden Sie unter www.chiva.info oder erfahren Sie telefonisch unter: 05031-91 29 41

Nach Anwendung der CHIVA-Methode muss sich das Blut keinen neuen Weg suchen. Alle gesunden Abflusswege für das Blut bleiben bestehen.

Alle gesunden Venen bleiben bei dem CHIVA-Eingriff erhalten. Ihr Blut fließt weiterhin wie beim Gesunden über die Sammelvenen ab.

Der Eingriff erfolgt ambulant und in örtlicher Betäubung. Sofort nach dem Eingriff soll der Patient wieder gehen.

Gezogen und verödet werden alle oberflächlichen Venen, die wie Krampfadern aussehen. Für die Anwendung der CHIVA-Methode muss jedoch genau bekannt sein, wie die Blutflüsse in den erkrankten Venen zusammenhängen.

Auf die Ultraschalluntersuchung folgt der verhältnismäßig kleine Eingriff. Über jeder Hautmarkierung wird ein kleiner Schnitt gemacht, die darunter liegende Vene wird mit einem Faden unterfahren und dann zugeknotet und anschließend durchtrennt. Durch diese Stelle kann kein Blut mehr fließen. Der Wiederholungskreislauf ist unterbrochen. Das Blut aus den vielen gesunden Seitenästen, die in die ehemalige Krampfader einmünden, läuft weiterhin über diese Vene bis zur nächsten Verbindungsvene und dann in das tiefe Venensystem und vermeidet so, dass die Vene sich gänzlich verschließt. Sie wird weiterhin mit dem Blut durchflossen, für das sie ursprünglich einmal angelegt war.

Das Blut aus den tiefen Beinvenen kann nach dem CHIVA-Eingriff die oberflächlichen Venen nicht mehr überlasten. Wenn das Blut in den tiefen Beinvenen durch die Muskelpumpe angetrieben an den Punkt kommt, wo früher der Rückfluss begann, bleibt ihm nichts anderes übrig, als zum Herzen weiter zu fließen. Der Weg zurück ins Bein ist abgeschnitten.

Die Krampfadern bilden sich allmählich auf ihren ursprünglichen

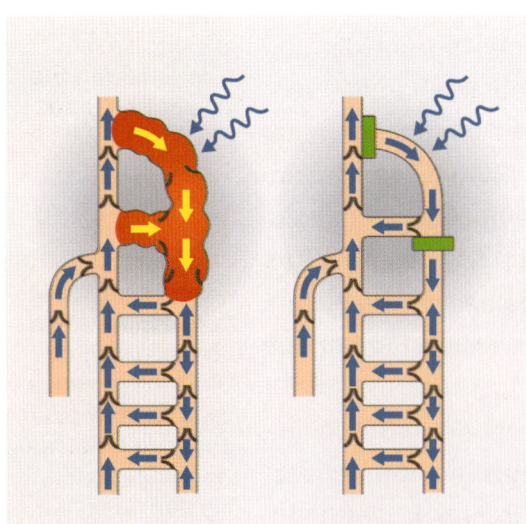

1. Rückfluss in der Leiste und über eine Verbindungsvene aus der tiefen Vene in die vordere Sammelvene
2. Die grünen Striche zeigen die Unterbindungen in der Leiste und unterhalb der Verbindungsvene. Der Wiederholungskreislauf ist unterbrochen.
Wichtig: Umkehrung des Flusses in der erkrankten Verbindungsvene!

Mendoza, E., Berger H.A. - Krampfadern

Durchmesser zurück. Dieser Vorgang dauert zwischen 2 und 6 Wochen. Während dieser Zeit muss der Patient Kompressionsstrümpfe tragen. Der äußere Druck fördert die Rückbildung. Bewegung (spazieren gehen, laufen, Rad fahren, Schwimmen, Gymnastik, Zehenübungen) unterstützt den Vorgang.

Manchmal können bei der ersten Untersuchung nicht alle Kreisläufe erfasst werden. Dann ist nach circa 6 Wochen ein weiterer kleiner Eingriff nötig, um die entsprechenden Unterbindungen zu ergänzen. Dieser Zweiteingriff ist keine Komplikation der CHIVA-Methode sondern ein wichtiger Bestandteil derselben.

Eine Behandlung in 2 Schritten ist manchmal sogar sinnvoll: Es gibt Situationen, in denen beim ersten Eingriff nur ein paar Schnitte gemacht werden, da mit der Rückbildung vieler kranker Seitenäste gerechnet werden kann. Nach ein 1 – 2 Monaten wird entschieden, ob weitere Schnitte überhaupt noch nötig sind. Gelegentlich kann dieses Vorgehen sogar ein Heilen der Klappe in der Leiste verursachen, so dass ein Schnitt an dieser Stelle vermieden wird. Auch bei offenem Bein, sehr kräftigen Krampfadern oder ausgeprägten Hautveränderungen ist ein Vorgehen in zwei Schritten sinnvoll.

Die meisten Patienten benötigen keine Schmerzmittel, sie sind am Tag nach dem Eingriff wieder arbeitsfähig. Lediglich von schwerem Gewichtheben sollte die ersten Wochen abgesehen werden.

Circa 10% der Patienten entwickeln eine vorübergehende Venenentzündung nach dem Eingriff. Sie kann mit entzündungshemmenden Mitteln behandelt werden, sollte sie Schmerzen bereiten. Es handelt sich um eine harmlose Komplikation, die ohne Folgen abheilt.

Gelegentlich kann der Eingriff an der Leiste nicht in örtlicher Betäubung durchgeführt werden, zum Beispiel, wenn der

> Die Venen verschwinden langsam, die Krampfader-Beschwerden jedoch schlagartig am Tag des Eingriffs.

> CHIVA ist auch bei dicksten Krampfadern möglich.

> Braunverfärbungen am Unterschenkel und offene Stellen bilden sich nach dem Eingriff in 2 – 6 Monaten zurück, wenn die tiefen Beinvenen noch keinen Schaden hatten.

> Die ehemaligen Krampfadern können nach erfolgter CHIVA-Behandlung als Bypass für Herzoperationen oder Arterienverletzungen verwendet werden.

Der deutsche Arzt Trendelenburg wandte bereits 1890 das CHIVA-Prinzip mit Erfolg an. Er konnte die Methode nicht weiter ausbauen, weil er keine feinen Untersuchungsmethoden hatte.

Zu CHIVA gibt es aus Italien und Spanien mehrere Studien über 5 Jahre Laufzeit. Die Ergebnisse sind denen des Strippings vergleichbar. Nach 5 Jahren treten bei CHIVA jedoch seltener neue Krampfadern auf.

Zusammenfluss beider Venensysteme sehr tief liegt oder wenn der Patient mehrfach an der Leiste voroperiert wurde. Dann wird der Eingriff in Narkose durchgeführt. Dies ist jedoch sehr selten der Fall.

Im Grunde genommen ist CHIVA keine neue Behandlungsmethode. Namhafte Ärzte schrieben schon zu Ende des 19. Jahrhunderts über die Unterbindung der oberflächlichen Venen und die darauf folgende Rückbildung der Krampfadern. Es fehlte diesen Ärzten jedoch das wichtige Instrument der Duplex-Ultraschall-Untersuchung. Sie hat es erst nach nunmehr 100 Jahren ermöglicht, die begründete Forderung nach Organ- und Funktionserhalt zu berücksichtigen. Der Duplex-Ultraschall hat es ermöglicht, eine alte Idee auf wissenschaftliches Niveau zu heben. Das Ergebnis heißt CHIVA.

Nach anfänglicher starker Kritik seitens der deutschen wissenschaftlichen Gesellschaften, zeigen sich die meisten Kollegen inzwischen offen und interessiert. CHIVA hat die Phlebologen europaweit zum Nachdenken gezwungen, hat Bewegung in die Behandlung der Krampfadern gebracht!

Naturheilkundliche Verfahren

Allen naturheilkundlichen Verfahren gemeinsam ist die Pflege des Körpers und eine gesunde Lebenseinstellung. Sie fördern das Verantwortungsgefühl für den Körper.

Die Erkrankung Krampfadern ist häufig und schon seit Jahrtausenden bekannt. Daher gibt es unzählige Verfahren aus der Naturheilkunde, die der Beschwerdelinderung dienlich sein sollen. Wissenschaftlich ist ihre Wirksamkeit meist nicht bewiesen. Sie dürfen daher nicht als alleinige Maßnahme bei Krampfadern ergriffen werden. Sie können jedoch unterstützend eingesetzt werden.

Probieren Sie selber aus, bei welchen naturheilkundlichen Anwendungen Sie sich am besten fühlen!

Mendoza, E., Berger H.A. - Krampfadern

Wasseranwendungen nach Kneipp

Die Muskelfasern in der Venenwand reagieren auf Temperaturschwankungen. Bei Wärme dehnen sich die Venen, in der Kälte verringert sich ihr Durchmesser. Durch Temperaturveränderungen kann man die Muskeln in der Venenwand sehr gut trainieren. Wichtig ist bei Krampfaderpatienten, dass kaltes Wasser bevorzugt werden sollte, warm nur im Wechsel mit kalt!

Wassertreten und Tautreten regen gleichzeitig die Muskelpumpe im Bein wie auch die Muskeln in der Venenwand an und sind daher besonders zu empfehlen. Gleich nach dem Aufstehen gehen Sie 5 Minuten durch taunasses Gras. Im Winter können Sie die Zeit verkürzen, brauchen aber auf diese gute Übung nicht zu verzichten.

Ideal zum Wassertreten ist der Strand, wo Sie durch das knöcheltiefe kalte Wasser spazieren gehen. Zu Hause können Sie die Wanne mit kaltem Wasser halb füllen und dann auf der Stelle treten. Achten Sie dabei auf eine rutschfeste Unterlage und bringen Sie einen Griff an der Wand an, damit Sie guten Halt haben!

Besonders anregend ist der kneippsche kalte Guss. Möchten Sie sich erst langsam eingewöhnen, können Sie mit einem nassen Lappen nur im Unterschenkelbereich beginnen, dann auch den Oberschenkel mit einbeziehen, anschließend auf die Brause umsteigen und schließlich den Wasserschlauch verwenden (siehe nächste Seite).

Warme Güsse finden im Wechsel mit den kalten statt. Das Wasser sollte circa 34°C warm sein. Beenden Sie die Anwendung immer mit einem kalten Guss.

Anschließend wird empfohlen, sich in eine warme Decke gehüllt 10 – 20 Minuten hinzulegen.

Die positive Wirkung der kneippschen Anwendungen bei Krampfadern konnte in einer Studie belegt werden.

> Pfarrer Kneipp hat mehrere Anwendungsformen entwickelt: Wassertreten, Tautreten und kalte Güsse kommen für Patienten mit Venenleiden in Frage.

> Fragen Sie im Kneipp-Verein bei sich vor Ort, ob es eine geeignete Einrichtung zum Wassertreten in Ihrer Nähe gibt.

> Vor dem kneippschen Guss sollten Sie gut aufgewärmt und entspannt sein, keinen vollen Magen haben.

Die Bewegung bei der Kälteanwendung ist wie folgt:

- Zunächst wird der Wasserstrahl auf die rechte Fußaußenseite gerichtet
- Der Wasserstrahl wird an der Beinaußenseite bis zur Leiste hoch geführt.
- Dort kann der Strahl bis zu 5 Minuten verweilen.
- Anschließend wird der Strahl an der Beininnenseite wieder zum Fuß geführt.
- Die Fußsohle wird abschließend mit kaltem Wasser geduscht.
- Nun wenden wir dasselbe Verfahren am linken Bein an.

Blutegel

Dieser Therapieansatz ist unter den naturheilkundlich tätigen Ärzten beliebt. Er findet seine Anwendung, wenn Gerinnsel sich in den oberflächlichen Venen gebildet haben, also nur bei der oberflächlichen Venenentzündung.

Die Krankheit Krampfadern an sich kann man mit Blutegeln nicht behandeln.

Blutegel saugen Blut aus den Venen. Dabei setzen sie einen Stoff frei, Hirudin, welcher der Gerinnung entgegenwirkt. Bringt man sie in die Nähe einer oberflächlichen, entzündeten Vene, führen sie ihren Rüssel in sie ein, lösen das Gerinnsel auf und saugen sich mit dem Blut voll. Somit ist die Vene entlastet, der Patient verspürt Erleichterung. Allerdings ist die Entzündung aus der Venenwand nicht geheilt.

Heute werden die Blutegel keimfrei gezüchtet, sie werden in den Apotheken mit Herkunftszertifikat versehen. Sie dürfen nur einmal verwendet werden. Sinnvoll ist es, wenn ein erfahrener Arzt die Blutegel an den richtigen Stellen ansetzt. Selten kann die Einstichstelle entzünden.

Akupressur

Die traditionelle chinesische Medizin bedient sich seit Jahrtausenden der Akupunktur und der Akupressur zur Linderung aller Art von Krankheiten. Obwohl die meisten Anwendungen bisher in unserem Sinne wissenschaftlich nicht belegt wurden, ist die schmerzlindernde Wirkung der

Akupressur und Akupunktur heute in vielen Bereichen unumstritten. Zum Anwenden durch den Laien ist die Akupressur besser geeignet, da sie mit dem Finger ohne Nadeln durchgeführt werden kann. Bei der Akupressur werden die traditionellen chinesischen Akupunkturpunkte mit dem Finger durch sanften Druck und Streichbewegungen angeregt. Man kann diese Behandlungen immer wieder zwischendurch anwenden.

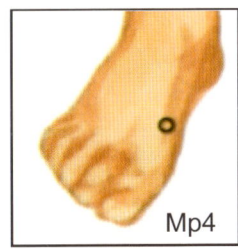

Mp4

Es gibt einige Akupressurpunkte für die Linderung der Krampfaderbeschwerden, die Krampfadern selber werden nicht durch diese Behandlung beeinflusst. Wirksam sind folgende Punkte:

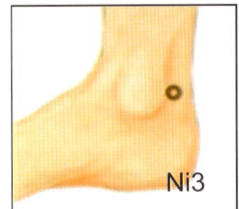

Ni3

Name	Lage	Streichrichtung
Mp 4	Mitte der Fußinnenseite, an der Fußunterkante	Zur Hacke
Ni 3	Am oberen Rand der Knöchel- außenseite, vor der Achillessehne	Zur Wade
Le 3	Ein Querfinger oberhalb des Zehenzwischenraumes zwischen 1. und 2. Zehe	Zum Knöchel
Ma 36	Wadenbeinköpfchen	Zum Fuß

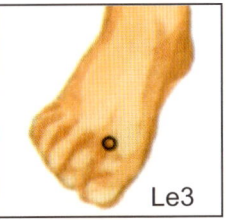

Le3

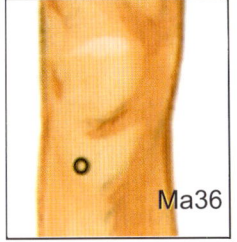

Ma36

Ernährung

Für Krampfadern ist es das Wichtigste, einen regelmäßigen, weichen Stuhlgang zu gewährleisten. Hartleibigkeit erfordert immer wieder das Aufbringen von hohem Druck im Bauchraum – und das fördert die Krampfaderbildung. Auf Dauer erreichen Sie am besten einen weichen Stuhlgang mit faserreicher Kost. Einige Patienten berichten, Trennkost habe sich sehr positiv auf ihre Venen ausgewirkt.

Gesunde Ernährung mit viel Gemüse, Schalenfrüchten und Obst sind nicht nur für die Venen gut, Ihr gesamter Organismus wird es Ihnen danken!

Die Zahl der Pflanzen, die bei Krampfaderbeschwerden Linderung bringen sollen ist sehr groß. Jeder muss für sich selbst herausfinden, welche Pflanzen ihm am besten helfen.

Pflanzen

Alle äußerlichen Anwendungen von Pflanzen sind bei offenem Bein oder rissiger Haut wegen der hohen Allergiegefahr verboten!

Die Ringelblume (Calendula officinalis) ist die bekannteste der Heilpflanzen für Krampfadern. Ihre Wirkung wird als entzündungshemmend und abschwellend beschrieben. Salbe aus Ringelblumen wird besonders bei Venenentzündungen empfohlen, kann aber auch bei Schwellung, Schmerzen oder bei Krampfadern überhaupt verwendet werden. Die Anwendung als Tee, Bad oder Saft ist möglich.

Arnika (Arnika montana) darf nur äußerlich verabreicht werden. Sie hat ähnliche Wirkungen wie die Ringelblume, wobei letztere in der Heilkraft überlegen sein soll.

Die Blätter des Beinwurz (Symphytum officinale) werden gegen Krampfadern als Badezusatz empfohlen.

Bei Venenentzündungen sollen Beinbäder mit der Käsepappel-Malve (Malva vulgaris) Linderung bringen, ebenso, wie ein Huflattich-Umschlag (Tussilago farfara).

Rezepte zum Selbermachen!

Ringelblumensalbe
- 500 g Ringelblumen (Blätter, Blüten, Stängel)
- 500 g Schweinefett

Pflanze klein schneiden, Fett in einer Pfanne erhitzen. Pflanze einrühren, vom Herd nehmen und abkühlen lassen. Nach 24 Stunden nochmals leicht erwärmen und durch ein Tuch in ein sauberes Gefäß filtern.
Anwendung: Mehrmals täglich in die Haut einmassieren (nicht auf offene Stellen, Allergie!!)

Umschlag bei Venenentzündung
- 10 g Rosmarin
- 20 g Arnikablüten
- 20 g Kamilleblüten
- ca. 1 Liter Wasser

Pflanzen mit kochendem Wasser übergießen, 5 Minuten ziehen lassen und abseihen. Erkalten lassen.
Anwendung: Waschlappen darin anfeuchten und auf die schmerzende Stelle legen. Alle 10 – 20 Minuten wiederholen.

Mendoza, E., Berger H.A. - Krampfadern

Huflattich-Umschlag
- Eine handvoll frische Huflattichblätter
- 100 – 200 ml flüssige Sahne.

Zerstoßen Sie die frischen Blätter und verrühren Sie sie mit der Sahne zu einer salbenartigen Masse, die Sie auf die Haut auftragen und dann mit einem Tuch abdecken.

Venentee

(Bei Krampfadern, Venenentzündungen)
- 20 g Schafgarbe
- 20 g Zinnkraut
- 20 g Ringelblumenblüten

3 Teelöffel der Mischung mit 0,5 Liter kochendem Wasser übergießen, 5 Minuten ziehen lassen und abseihen. Anwendung: Morgens, mittags und abends je eine Tasse trinken.

Beinbad mit Käsepappelmalve oder Beinwell

(bei Venenentzündungen und Schwellung)
- 300 g Käsepappelmalven

Oder:
- Einen Eimer voll frischer Beinwell-Blätter oder 200 g getrocknete Beinwell-Blätter
- 5 l Wasser

Blätter über Nacht in kaltem Wasser einlegen. Morgens auf etwa 40°C aufwärmen, durch ein Leinentuch gießen und dem Badewasser zufügen. Anwendung. 20 Minuten darin baden, dann ausruhen.

Huflattich-Umschlag
- Eine handvoll frische Huflattichblätter
- 100 – 200 ml flüssige Sahne.

Zerstoßen Sie die frischen Blätter und verrühren Sie sie mit der Sahne zu einer salbenartigen Masse, die Sie auf die Haut auftragen und dann mit einem Tuch abdecken.

Ü3   Quarkumschlag

Die kühlende Wirkung des Quarkumschlages ist vorteilhaft bei Venenentzündungen. Nehmen Sie Quark aus dem Kühlschrank und bringen ihn direkt auf das betroffene Hautareal. Anschließend wickeln Sie ein Küchenhandtuch um das Bein, damit der Quark nicht verrutscht.

Als Alternative können Sie den Quark direkt in das Handtuch geben und es als Päckchen eingewickelt auf die Haut legen. Allerdings ist die erste Variante wirkungsvoller!

Unterstützend können Sie in den Quark oben erwähnte Heilpflanzen einrühren.

Ein Cool-pack aus dem Gefrierschrank kühlt auch, er darf aber nicht so lange auf der Haut belassen werden. Kälteschaden!

Behandlungsmethoden

Bezeichnung	Medikamente zur äußerlichen Anwendung	Medikamente zur inneren Anwendung
Beschreibung	Salben	Tabletten, Kapseln, Tropfen
Sinnvoll bei	Sinn eher fraglich	Allenfalls kurzfristig bei stärkster Schwellung harntreibende Tabletten. Sinn der „Venenmittel" nicht erwiesen.
Nebenwirkungen, Komplikationen	Können Allergien auslösen und die Haut austrocknen	Harntreibende Mittel senken den Blutdruck. Dauerhaft angewendet verändern sie den Salzhaushalt und erhöhen Harnsäure und Blutzucker. Allergien
Gegenanzeigen	Bekannte oder bestehende Allergie auf Inhaltsstoffe	Bekannte oder bestehende Allergie auf Inhaltstoffe
Vorteile	Psychischer Effekt, eventuell Kühlung. Massage tut Venen gut, Hautpflege	Psychischer Effekt, eventuell bei einigen Patienten wirksam
Nachteile	Die meisten Wirkstoffe (z.B. Heparin) werden nicht über die Haut aufgenommen. Kühlende Salben trocknen die Haut aus.	Wirkt nicht auf die Ursache der Krampfadern Wirkung der Venenmittel bisher nicht wissenchaftlich belegt Daueranwendung von harntreibenden Mitteln kann schädlich sein.

Mendoza, E., Berger H.A. - Krampfadern

im Überblick 1

Manuelle Lymphdrainage	Medizinische Kompressionsstrümpfe	Kompression mit Bandagen
Anregung der Lymphbahnen zum Abschwellen der Beine	Dauerhafte Anwendung von äußerem Druck zur vermeidet die krankhafte Füllung der Venen	Dauerhafte Anwendung von äußerem Druck zur vermeidet die krankhafte Füllung der Venen
Durch Krampfadern bedingte Schwellung, Lymphödem	Alle Stadien von Krampf- adern. Sichere Vorbeu- gung der Komplikationen von Krampfadern Nachbehandlung nach Operationen, Verödung	Kurzfristige Anwendung zur Abschwellung der Beine Erste Tage nach dem Stripping
Bei Patienten mit Herz- schwäche gelegentlich Kreislaufüberlastung.	Schuppung der Haut Bei korrekter Anwendung keine Komplikationen	Schuppung der Haut Bei korrekter Anwendung keine Komplikationen
akute Infektion, frische Thrombose	Arterielle Durchblutungsstörung, akute Infektion	Arterielle Durchblutungsstörung, akute Infektion
effektive Behandlung der Schwellung, angenehm	Effektive Behandlung Kann meist selbstständig angelegt werden Behandlung dauerhaft möglich	Ideal bei Beginn der Behandlung von Bein- schwellung. Individuelle Anpassung von Ruhe- und Arbeitsdruck möglich
konsequente Behandlung erforderlich, behandelt nicht die Ursache der Krampfadern	Erscheint einigen Patien- ten lästig oder beengend Bei Behinderungen schwer anzulegen Kosmetische Bedenken sind heute nicht mehr relevant	Bandagen verrutschen leicht, müssen dann neu gewickelt werden Erlernen der korrekten Bandagetechnik schwer

Behandlungsmethoden

Bezeichnung	Verödung	LASER
Beschreibung	Einbringen einer körperfremden Substanz zum dauerhaften Verschluss der Venen	Verödung kleinster hautnaher Venen durch Hitzeeinwirkung
Sinnvoll bei	Behandlung von netzförmigen Krampfadern und Besenreisern. Meist kosmetische Indikation	Flächige, dünne Besenreiser Kosmetische Indikation
Nebenwirkungen, Komplikationen	Venenentzündung, bleibende Hautverfärbung, selten Hautnekrosen (schwer heilende Wunden) tiefe Venenthrombose seltenst möglich	Vorübergehende, sonnenbrandähnliche Hautveränderungen. Verbrennungen. Hypopigmentierungen (Entfärbung der Haut)
Gegenanzeigen	Unbehandelte Krampfadern, arterielle Durchblutungs-störung, Hautentzündung	bekannte oder bestehende Allergie auf Inhaltsoffe
Vorteile	Kosmetischer Effekt stellt sich oft schnell ein. Nicht sehr belastend.	Kein Einbringen von körperfremden Substanzen in die Venen Bei gutem Ansprechen guter kosmetischer Erfolg
Nachteile	Dauerhafter Verschluss der Gefäße Wird nur bei medizinischer Indikation von den Kassen getragen (in der Schweiz und Österreich gar nicht) Meist mehrere Sitzungen nötig Dauerhafte Braunverfärbung der Haut relativ häufig	Kosmetischer Effekt erst nach 4 Wochen Wird nicht von den Kassen getragen, teuer! Manchmal mehrere Sitzungen erforderlich

Mendoza, E., Berger H.A. - Krampfadern

im Überblick 2

Operationen mit Entfernen der Venen „Stripping"	Operationen ohne Entfernen der Venen VNUS und LASER	Operationen ohne Entfernen der Venen CHIVA
Entfernen der erkrankten Sammelvene und/oder ihrer Seitenäste	Verschließen durch Hitze der Sammelvene über eine am Oberschenkel eingeführte Sonde.	Operation der Krampfadern ohne Entfernen der Venen mit Ausschalten des falschen Blutstromes
Ausgeprägte Krampfadern Beschwerden und beginnende Hautveränderung durch Krampfadern	Nur zur Behandlung der Stammvenen bei nicht fortgeschrittener Erkrankung	Krampfadern in jedem Stadium Beugt einem Fortschreiten der Erkrankung vor
Immer Hämatome Sehr häufig postoperative Schmerzen Nervenschädigung Verletzung der Lymphbahnen Verringerung der Abflusswege aus dem Bein	Gefahr einer aufsteigenden Venenentzündung der Stammvene (LASER > VNUS) mit Übergriff auf die tiefen Beinvenen.	Bei circa 10% der Patienten postoperative Venenentzündung
Arterielle Durchblutungsstörung, Akute Thrombose der oberflächlichen und tiefen Beinvenen Akute Infektion am Bein, schlechter Allgemeinzustand, schwere Begleiterkrankung		
Sofortiges Verschwinden der sichtbaren Venen Am häufigsten angewendete Methode, wird überall angeboten und von den Kassen bezahlt	Ambulant durchführbar, geringe postoperative Schmerzen. Nur ein Schnitt oder Stich nötig	Ambulant durchführbar Keine Arbeitsunfähigkeit, sofortige Beweglichkeit. Örtliche Betäubung, Beschwerden der Krampf- adern verschwinden sofort. Venen stehen weiterhin als Bypass zur Verfügung
Verringerung des venösen Drainage aus dem Bein Vollnarkose, Rückenmarks- narkose oder umfangreiche örtliche Betäubung nötig Häufig stationäre Aufnahme nötig mit relativ langer Arbeitsunfähigkeit Häufig lang anhaltende postoperative Beschwerden Viele Schnitte zur Entfernung der Seitenäste erforderlich Gelegentlich Nachverödung und Entfernung von Seitenästen nötig Nach 5 Jahren bei 30% der Patienten erneut Krampfadern vorhanden	Rückbildung der Seitenäste dauert 2 – 6 Wochen, oder sie müssen ergänzend entfernt werden. Verfahren ist sehr teuer und wird nicht von den Kranken- kassen bezahlt. Keine Langzeitergebnisse Vene ist zwar im Bein, wird aber nicht mehr durchflossen.	Rückbildung der Krampfadern dauert 2 bis 6 Wochen In circa 20% der Fälle ist ein zweiter Eingriff nach 2 Monaten nötig Nicht alle Krankenkassen zahlen. Zeitaufwendige Voruntersuchung

Leben mit Krampfadern

Beruf
Hormone und Schwangerschaft
Sport, Bewegung, Urlaub
Die richtige Körperpflege

Es ist nicht erwiesen, ob bestimmte Verhaltensweisen die Entstehung von Krampfadern verhindern können. Das Fortschreiten bestehender Krampfadern kann dagegen beeinflusst werden.

Krampfadern sind, eventuell nach der Karies und der banalen Erkältung, die häufigste Erkrankung in Mitteleuropa. Sie sind ein chronisches Leiden, das heißt, sie entstehen und entwickeln sich über längere Zeiträume. Dem Laien stehen viele Informationsmöglichkeiten zur Verfügung. Es fällt deshalb auf der Suche nach Maßnahmen für das tägliche Leben schwer, die richtige Auswahl zu treffen, zumal sogar die Aussagen der Ärzte teilweise widersprüchlich sind.

Ein Werk aus vielen Regeln, die den gesamten Tagesablauf beherrschen, wird jeden schnell ermüden. Von manchen Ärzten vorgeschlagene Einschnitte in das Leben, wie das Verzichten auf den Traumberuf oder eine Schwangerschaft, erscheinen bei einer Krankheit, die behandelbar und nicht lebensgefährlich ist, absolut wirklichkeitsfremd.

Es gibt unzählige Ratgeber für Patienten mit Krampfadern. Das zeigt, dass das Interesse seitens der Betroffenen erfreulicherweise entsprechend groß ist. Jeder muss aber für sich das gesunde Mittelmaß zwischen medizinischen Maßnahmen und Lebensführung finden,

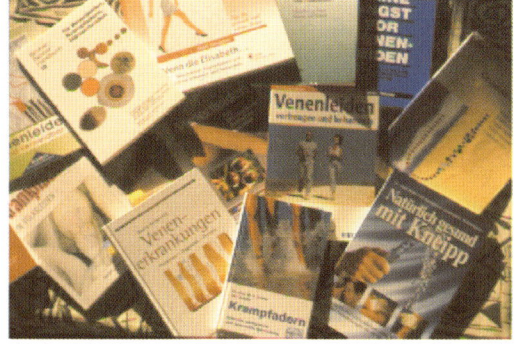

damit das Leben lebenswert bleibt.

Die neuen Erkenntnisse von Dr. Fischer, der seine Patienten 34 Jahre nach korrekt durchgeführter Krampfaderoperation untersuchte, ernüchtert auch die stärksten Verfechter der Entfernung der Krampfadern: Wenn sich bei den meisten Patienten neue Krampfadern bilden, sollte man vielleicht Wege finden, schonender zu behandeln, die Intervalle zwischen den Eingriffen länger herauszuziehen.

Das ist auch wichtig für die Einstellung zur Krankheit: Sie müssen wissen, dass wir noch nicht in der Lage sind, sie zu heilen. Daher ist es wichtig, wenn Sie Ihren Beitrag so gut wie möglich leisten: Suchen Sie die Balance zwischen einer frühzeitigen, möglichst schonenden Behandlung, um das Fortschreiten bereits vorliegender Krampfadern zu vermeiden ergänzt durch regelmäßige Verlaufskontrollen bei Ihrem Arzt, inklusive der Kontrolle Ihrer Muskelpumpe, um festzustellen, ob etwaige neue sichtbare Venen einen hohen Krankheitswert haben. Ergreifen sie ergänzende Maßnahmen, wie sie hier beschrieben sind, um dann das Wiederauftreten zu verzögern.

Beruf

Ihr Beruf begleitet Sie das ganze Leben. Sie sollen daran Freude haben und sich darin entfalten.

Unbewegtes Stehen und unbewegtes Sitzen ist unnatürlich. Aber: wie viele Berufe kennen Sie, die liegend oder laufend ausgeübt werden? Briefträger und Zeitungsjunge ist nicht jedermanns Traum. Deshalb ist der Ratschlag, stehende und sitzende Berufe zu vermeiden, nichts wert. Um aus diesem Dilemma herauszukommen, suchen wir nach besseren Ratschlägen.

Lassen Sie sich wegen Ihrer Krampfadern von Ihren beruflichen Traumzielen nicht abbringen, es sei denn, Sie wollen beruflich Gewichte heben!

Die Arbeit beginnt schon auf dem Weg – gehen Sie zu Fuß oder fahren Sie mit dem Fahrrad. Parken Sie 3 Straßen weiter und laufen Sie den Rest!

Folgende Verhaltensweisen unterstützen die Entstehung und Weiterentwicklung von Krampfadern:

* Längeres Stehen
* Heben von Gewichten
* Anhaltende Hockstellung
* Unbewegtes Sitzen

Diese negativen Faktoren können Sie neutralisieren durch Maßnahmen, die keine Zeit in Anspruch nehmen und zu denen Sie Ihre berufliche Tätigkeit nicht unangemessen unterbrechen müssen.

Im Stehen können Sie Ihre Muskelpumpe aktivieren, ohne dass Ihre Mitmenschen das bemerken. Es ist offensichtlich, dass ein ständiges Herumtanzen oder auf der Stelle treten ausgeschlossen ist. Eine wirkungsvolle Form, unbemerkt die Muskelpumpe wirken zu lassen, ist das Bewegen der Zehen. Sie können die Zehen sowohl anheben als auch die Zehen „krallen". Zu Anfang muss man diese Bewegungen bewusst durchführen, im Lauf der Zeit gehen sie „in Fleisch und Blut" über – vor allen Dingen in letzteres.

Kleine Tricks, die Ihren Beruf für die Beine erträglich machen sollen, dürfen nicht belastend sein – sie müssen laufen, wie von selbst.

Haben Sie einen sitzenden Beruf, können Sie dieselben Übungen durchführen. Eine Kipp-Einrichtung unter dem Tisch, wie die Pedale der alten Nähmaschinen, oder eine weiche Rolle, die Sie mit den Fußsohlen hin und her rollen, sind weitere Maßnahmen.

Überlegen Sie, ob für Sie nicht auch andere Angewohnheiten durchführbar sind. Vielleicht können Sie während Ihrer Telefonate um Ihren Arbeitstisch gehen oder Ihre Beine hochlegen. Lassen Sie Ihrer Fantasie freien Lauf, Sie finden bestimmt etwas Sinnvolles. Zeigen Sie dabei keine Scham, denn viele Ihrer Mitarbeiter haben auch Krampfadern, trauen sich aber nicht, darüber zu sprechen.

Die Muskeln, die unsere Zehen bewegen, sitzen in der Wade.

Es gibt zweifelsohne Berufe, die nur in der Hocke ausgeübt werden können, zum Beispiel Fliesenleger. Aber ist es denn

Mendoza, E., Berger H.A. - Krampfadern

wirklich unmöglich, auch bei diesen Tätigkeiten Übungen durchzuführen, die den Arbeitsablauf nicht stören? Ein Teil der Arbeit kann vielleicht sitzend mit ausgestreckten Beinen ausgeführt werden. Eigentlich kann ein Mensch nicht länger als einige Minuten in der Hocke verweilen. Das heißt, Sie nehmen ohnehin häufig eine Änderung Ihrer Körperhaltung vor. Können Sie diesen Moment nicht für Übungen verwenden? Und ganz vielleicht könnten Sie ja auch die eine oder andere Zigarettenpause Ihren Venen widmen?

Wenn Sie bei Ihrer Arbeit Gewichte heben müssen, beachten Sie bitte unbedingt die Hinweise auf Seite 85.

> Sollten Sie bei einem stehenden Beruf schon Krampfadern haben, ist das Tragen von Kompressionsstrümpfen ein „Muss"!

Hormone

> Zur Wirkungsweise von Hormonen siehe auch Seite 13

Weibliche Hormone bewirken eine Entspannung der Venenwand, so dass sie einen Risikofaktor für Krampfadern darstellen. Zusätzlich erhöhen sie die Thrombosegefahr – direkt über die Gerinnungsfaktoren und indirekt über die Verlangsamung des Blutflusses, der die Folge der Venenwanddehnung ist. Diese Thrombosegefährdung wird durch zusätzliches Rauchen außerordentlich gesteigert. Daher gilt für die Einnahme von Hormonen, sowohl zur Schwangerschaftsverhütung („Pille"), als auch in den Wechseljahren:

- Mit dem Rauchen aufhören.
- Hormone nur dann nehmen, wenn wirklich keine andere Wahl bleibt.

> Lassen Sie sich zur Hormon-Einnahme nicht nur vom Frauenarzt, sondern vom Hausarzt, bei Krampfadern auch vom Venenspezialisten beraten!

Bei der Entscheidung, Hormone zu nehmen, müssen Sie immer den Gewinn, den die Hormone Ihnen bringen sollen gegen das Risiko, Krampfadern und Thrombosen zu entwickeln, abwägen.

Die Wahl der Hormone als Empfängnisverhütung ist eine persönliche Entscheidung, es gibt auch andere sichere Maß-

nahmen. Bei Blutungen oder starken Wechseljahrs-
beschwerden ist der Sinn der Hormone unbestritten.
Bedenken Sie aber, dass zur Osteoporoseprophylaxe andere Medikamente als die Hormone an erster Stelle stehen,
was die Wirksamkeit betrifft!

Schwangerschaft

Eine Untersuchung zeigte, dass kinderlose Frauen seltener Krampfadern haben als Männer.

Unbestritten ist heute der Zusammenhang zwischen
Krampfadern und Schwangerschaften. Sie sind die Ursache
dafür, dass Krampfadern bei Frauen häufiger sind als bei
Männern. Die Venenveränderungen können dabei zum
ersten Mal auftreten oder verstärkt werden. Ein Großteil
davon bildet sich nach der Entbindung von selbst zurück.
Untersuchungen haben ergeben, dass während der ersten
Schwangerschaft 30% der Frauen Krampfadern entwickeln,
nach mehreren Schwangerschaften bis zu 70%. Aber
ebenso, wie es unsinnig ist, auf seinen Traumberuf zu
verzichten, ist es kein hilfreicher Ratschlag, bei seiner
Familienplanung Krampfadern zu berücksichtigen.

Bei Krampfadern in der Schwangerschaft werden Kompressionsstrümpfe getragen.

Damit tritt aber die Bedeutung vorbeugender Maßnahmen
ganz in den Vordergrund. Kompressionsstrumpfhosen und
die oben und unten beschriebenen gymnastischen Übungen
müssen eine Selbstverständlichkeit sein. Verschwenden Sie
keinen Gedanken an Verödung oder Operation! Diese
Eingriffe sind während der Schwangerschaft indiskutabel,
weil die Krampfadern sich teilweise zurückbilden und keine
Behandlung für das ungeborene Kind absolut risikolos ist.

Lassen Sie, nötigenfalls auch während der Schwangerschaft, eine Neigung zur Gerinnselbildung ausschließen.

Sollte eine Neigung zur Gerinnselbildung vorliegen, wird
während der Schwangerschaft herkömmliches Heparin
gespritzt. Alle anderen Gerinnungshemmer, auch die
neueren niedermolekularen Heparine, sind verboten, weil sie

über den Mutterkuchen in den kindlichen Kreislauf gelangen. Eine Gerinnungshemmung beim Kind ist sehr komplikationsträchtig.

Zwei Jahre nach einer abgeheilten tiefen Venenthrombose bestehen keine Bedenken für eine Schwangerschaft. Sollten Sie vor Ablauf von zwei Jahren nach einer Thrombose schwanger werden, so besteht keine Notwendigkeit für einen Abbruch! Lassen Sie Ihre Beinvenen wöchentlich mit Ultraschall untersuchen.

Bei Neigung zur Gerinnselbildung oder bei abgelaufener Thrombose sollte Ihre Schwangerschaft vom Gynäkologen zusammen mit dem Hämatologen und Phlebologen oder Angiologen betreut werden.

> Ein Hämatologe ist ein Facharzt für Innere Medizin, spezialisiert auf Erkrankungen des Blutes.

Aktiv sein in Sachen „gesunde Beine"

Persönliche Einstellung zur Krankheit

Krankheit ist kein Makel – sie begleitet das Leben wie das Heranwachsen und das Altern. Man soll sich daher nicht der Krampfadern schämen. Beschneiden Sie nicht Ihr Wohlbefinden, nur damit andere nicht merken, dass Sie krank sind! Dennoch können die bläulich hervortretenden Venen zu einer psychischen Belastung werden. Manche Frauen schämen sich dann, ihre Beine zu zeigen und verstecken sie selbst im Sommer unter langen Röcken und Hosen.

Ganz gleich, ob Sie bereits Krampfadern haben oder befürchten, diese zu entwickeln, oder ob Sie einfach gesund leben wollen, können Sie die nachstehenden Hinweise beherzigen.

Es ist sehr wichtig, unnatürlich hohe Drucke im Bauchraum zu vermeiden. Hierzu empfiehlt es sich, folgende Risikofaktoren auszuschalten:

- Hartleibigkeit
- Tragen von Korsetts oder Leibbinden
- schweres Heben
- Sportarten mit übermäßigem Einsatz der Bauch-presse

Es gibt auch noch andere Mechanismen, die den Abfluss des Blutes aus dem Bein behindern. Unterhosen dürfen nicht in der Leistenbeuge einschnüren. Auch eng anliegende Hosen sind ungünstig. Strümpfe müssen passend sein, auf der Haut flächenhaft anliegen und dürfen keine Furchen bilden. Ist am Bein ein Wundverband erforderlich, sollten umlaufende Binden vermieden werden. Sind sie unbedingt erforderlich, wie zum Beispiel bei Kniebandagen, muss das Bein vom Fuß her gewickelt werden.

Bei der Wahl Ihrer Schuhe können Sie Ihren Venen auch Gutes tun! Achten Sie auf weiches Material und Spielraum für die Zehen. Sie müssen die Sohle abrollen können. Beschränken Sie sich mit hohen Absätzen auf besondere Anlässe.

Wann immer sich die Gelegenheit bietet, sollten Sie Ihre Beine hochlegen, auch wenn es zwischendurch nur zwei Minuten sind.

Schlafen mit angehobenem Fußende ist bei geschwollenen Beinen sinnvoll. Ein Kissen oder Keil unter die Beine zu legen ist manchmal unbequem. Das Fußende des Bettes kann mit einem Holzklotz angehoben werden. 5 – 10 cm reichen dabei. Moderne Betten haben einen entsprechend verstellbaren Lattenrost.

Freizeit

Freizeit hat heutzutage einen hohen Stellenwert. Maßnahmen für Ihre Venengesundheit sollen deshalb Ihre Pläne,

Maßnahmen wie barfuss laufen, Sitzkeil verwenden, Beine hochlegen können Sie „nebenbei" ergreifen, ohne Ihren Tagesablauf zu ändern.

Plateau-Schuhe sind „in". Für die Venen sind sie völlig „out", weil der Fuß nicht abgerollt werden kann.

Patienten mit Herzschwäche vertragen das Hochlegen der Beine manchmal nicht.

Wer rastet, der rostet!

Hobbies und Erholung nicht behindern oder einschränken, sondern automatisch nebenbei ablaufen.

Sollten Sie Zeit übrig haben, planen Sie Bewegung ein. Suchen Sie sich eine venenbekömmliche Sportart aus (siehe unten)! Erlernen Sie das Venenwalking! Gehen Sie tanzen!

Aber auch, wenn Sie Ihre Freizeit vor dem Computer, mit einem Buch, vor einem Musikinstrument oder der Musikanlage verbringen, können Sie Ihre Zehen dabei bewegen, um Ihre Venen in Schwung zu halten.

Thermalbaden siehe Seite 91

Sport

Zur Aktivierung der Muskelpumpe sind fast alle Sportarten geeignet

- Wandern
- Waldlauf
- Aerobic
- Radfahren
- Gymnastik
- Tanzen
- Ballsportarten [1]
- Schwimmen
- Skilanglauf
- Abfahrtslauf [2] [1]

Alle Sportarten, bei denen kontinuierliche, gleichmäßige Bewegungen ohne extreme Bauchpresse durchgeführt werden, sind für die Venen ideal.

[1] Einige Ballsportarten können für die Venenklappen belastend sein, wenn aus dem Laufen sehr ruckartig gestoppt werden muss, wie bei Tennis oder beim Squash.

Fußballer haben häufig Seitenastkrampfadern an den Unterschenkeln: Bei Tritten in die Wade kann der Druck in den Venen für Sekundenbruchteile so hoch sein, dass die Klappen reißen.

[2] Der alpine Abfahrtslauf verursacht häufig Stöße gegen die Schienbeinkante, was eine Verletzung der Venenklappen zur Folge haben kann.

Ganz ungünstig ist die Sportart Gewichtheben. Im Bauchraum entstehen extrem hohe Drucke. Diese treten deshalb auf, weil der Ausübende im Moment der Anstrengung tief eingeatmet hat, die Stimmritze aber verschließt. Deshalb kann kein Druckausgleich zwischen Bauchraum und

Richtiges atmen erfordert zu Anfang etwas Übung, später klappt es automatisch!

In-Line-Skaten ist auch „in". Sie bewegen sich fort und denken, für Ihre Venen gutes getan zu haben! Das ist ein Trugschluss, Sie arbeiten dabei mit Füßen und Waden kaum.

Brustraum erfolgen, wie er bei allen anderen „natürlichen" Sportarten abläuft. Bei diesen wird der Druck aus dem Bauchraum entlastet, indem der Sportler ausatmet, wobei das Zwergfell höher steigt.

Viele Menschen neigen dazu, die Luft anzuhalten, wenn sie sich beim Sport besonders anstrengen. Das führt nicht nur zu einer ungenügenden Sauerstoffversorgung, sondern erhöht den Druck im Bauchraum erheblich.

Daher ist es ganz wichtig, korrekt zu atmen: Bei Übungen, die sich immer wiederholen (z.B. Krafttraining, Rudern) muss immer während der Anstrengung ausgeatmet und bei der Muskelentspannung eingeatmet werden.

Fitness-Studios sind in Mode. Das Angebot ist groß: zum Aufwärmen Standrad, Laufband, Stepper, dann Aerobic, Gymnastik mit Musik, Krafttraining, Gewichtheben.

Bis auf Letzteres sind für Ihre Venen alle empfehlenswert.

Überblick Sportarten:
Empfohlen: Schwimmen, Gehen, Laufen, Wandern, Skilanglauf, Radfahren, Golfspielen, Tanzen, Gymnastik
Bedingt: Fußball, Rudern, Kanusport, Sprung und Wurfdisziplinen, Tennis, Alpines Skifahren
Nicht empfehlenswert: Gewichtheben, Boxen, Squash

Bedauerlicherweise muss der moderne Mensch das richtige Gehen wieder lernen.

Venenwalking

Der gesunde Gang ist eine Garantie für das Funktionieren der Muskelpumpe. Der moderne Mensch hat vergessen, wie gesunder Gang funktioniert – zu hohe Absätze und starre Schuhe fordern ihren Tribut. Daher wurde eine Sportart entwickelt, die im Grunde genommen nichts anderes ist, als ganz normales, schnelles, natürliches Gehen – das „Venenwalking", zu Deutsch Venengang. Wesentlich ist dabei das Abrollen des Fußes auf dem Boden. Unterschätzen

Mendoza, E., Berger H.A. - Krampfadern

Sie die Lernphase nicht. Am besten üben Sie das Schritte-Setzen barfuss bei sich zu Hause, bis Sie ein Gefühl dafür entwickelt haben und nicht mehr nach unten schauen müssen.

Stellen Sie sich ganz locker hin, beide Füße nebeneinander, mit einem kleinen Abstand zueinander. Heben Sie nun den rechten Fuß, ziehen den Vorfuß an und setzen die Hacke circa 20 cm vor sich auf den Boden. Rollen Sie ganz langsam den Fuß ab, indem Sie anschließend den äußeren Fußrand, dann den Ballen, und schließlich die Zehen belasten. Verlagern Sie dabei langsam Ihr Gewicht auf diesen Fuß.

Nun heben Sie den linken Fuß an, indem Sie zuerst die Ferse abheben, dann den äußeren Mittelfuß und zum Schluss nur noch mit den Zehen Kontakt zum Boden haben. Während dieser Bewegung steht der rechte Fuß fest auf dem Boden. Führen Sie das linke Bein nach vorne und wiederholen das abrollende Aufsetzen, wie es oben für den rechten Fuß beschrieben ist.

Achten Sie ganz bewusst auf jede Bewegungsphase. Trennen Sie zu Anfang das Aufsetzen des einen Fußes vom Abheben des anderen, um sich auf alles zu konzentrieren. Bald werden Sie die Abläufe wie von selbst koordinieren und ganz langsam anfangen, zu gehen.

Sobald Sie so weit sind, dass Sie nicht mehr auf die Füße schauen müssen, um den Ablauf richtig zu machen, erlernen Sie die korrekte Körperhaltung.

Die Arme hängen locker neben dem Körper und schwingen beim Gehen mit. Die Schultern hängen auch locker – nicht zu weit vorne! Den Bauch und das Gesäß ziehen Sie ein. Vermeiden Sie ein Hohlkreuz.

Erst wenn Sie sich beim Venengang in der Wohnung gut fühlen, wenn Sie nicht mehr befürchten, Sie sehen ver-

> Der Erfolg des Venen-Walkings hängt davon ab, ob Sie den gesunden Gang beherrschen oder nicht. Es hat keinen Sinn, große Strecken zurückzulegen, bevor Sie die einzelnen Schritte können.

> Stellen Sie sich vor, Sie tragen einen Wasserkrug auf dem Kopf. Oder fühlen Sie sich im Gehen als wüchsen Sie – dann sind Sie auf der sicheren Seite.

Sollten Sie an Herzschwäche leiden, gehen Sie immer dort, wo auch andere Menschen sind, damit Sie Hilfe rufen können.

krampft aus und das als Ausrede verwenden, um nicht zu „Walken", lohnt es sich, geeignete Schuhe zu kaufen.

Das Schuhwerk muss leicht und aus weichem Ober- und Untermaterial sein, damit Ihre Füße nicht beengt werden. Da Sie ja nun wissen, wie es geht, können Sie im Laden prüfen, ob Sie mit den Schuhen klar kommen. Am besten ist es, die Schuhe nachmittags zu kaufen, damit sie später nicht zu eng sind!

Nun sind Sie so weit – Sie können in der Natur „venengehen". Suchen Sie sich ein geeignetes Revier. Der Boden sollte eben sein, damit Sie nicht stolpern. Weicher Boden ist besser als Asphalt, aber Gehen auf der Straße ist besser als gar nichts zu tun.

Sobald Sie ein Profi sind, werden Sie von selbst erfinderisch – Sie wechseln schnell und langsam ab, Sie bauen Gymnastikübungen ein und Sie haben vor allen Dingen Spaß!

Bauen Sie sich Ihren Rhythmus auf. Fangen Sie lieber langsam an, dann halten Sie länger durch und achten auch besser auf den korrekten Bewegungsablauf. Es hat keinen Sinn, aus der Puste zu kommen. Lieber langsam und richtig als schnell, kurz und falsch. Walken Sie, sooft Sie Zeit dafür finden. Eine Überdosierung ist ausgeschlossen!

Gewöhnen Sie sich an, immer so gesund zu gehen, nicht nur, wenn Sie „Walken". So haben Sie es wieder geschafft, eine Übung für die Venen in Ihren Alltag aufzunehmen, ohne Anstrengung. Nur so garantieren Sie auf Dauer, dass Sie immer dabei bleiben!!

Gymnastik für die Venen

Jegliche Form von Gymnastik tut Ihren Venen gut! Die meisten Menschen sind aber nicht in der Lage, ihre guten Vorsätze regelmäßig zu verwirklichen. Venenübungen sind sehr einfach und können im Laufe des Tages immer wieder „nebenher" durchgeführt werden.

Am einfachsten ist es, sich die beiden Übungen auf der nächsten Seite „in Fleisch und Blut" übergehen zu lassen.

Mendoza, E., Berger H.A. - Krampfadern

Man kann sie stehend, sitzend, liegend ausführen, und, wie auf dem Foto ganz unten zu sehen ist, auch unbemerkt im Schuh. Sie aktivieren sehr effektiv die Muskelpumpe. Lange Arbeitstage im Stehen oder Sitzen, die sonst für die Venen stundenlange Überlastung bedeuten würden, lassen die Beine durch die regelmäßigen Bewegungen kaum noch anschwellen. Sie helfen auch dem Venen-Gesunden, einen langen Tag mit leichten Beinen zu beenden.

Bettlägerigkeit ist kein Hindernis für Gymnastikübungen. So beugen Sie auch gut der Thrombose vor.

Zusätzlich kommen für die Venen folgende einfache Übungen in Frage:

- Zehenstände – ohne jedoch zu lange darin zu verweilen. Das wichtigste ist dabei die Bewegung.

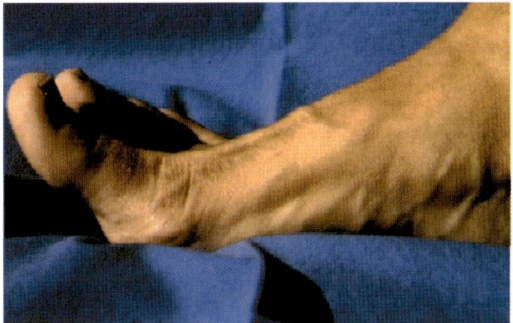

- Zehenzange: Heben Sie mit den Zehen (barfuss!) Murmeln oder Bleistifte vom Boden auf.

- Kreisende Bewegungen mit den Füßen: Heben Sie im Stehen das betreffende Bein leicht an. Im Sitzen können Sie es einfach im Knie strecken, im Liegen leicht anheben. Machen Sie ruhig Kreise in beide Richtungen.

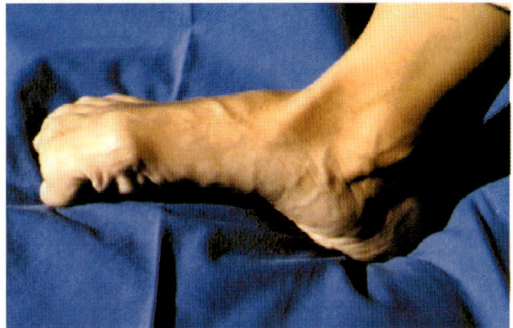

- Kerze: Legen Sie sich auf dem Rücken auf eine harte Unterlage. Strecken Sie die Beine senkrecht in die Luft und heben dann auch noch die Hüfte an. Sie können die Hüfte gerne mit den Händen abstützen

- Rad fahren: Legen Sie sich auf den Rücken. Strecken Sie die Beine in die Luft und bewegen sie, wie beim Rad fahren.

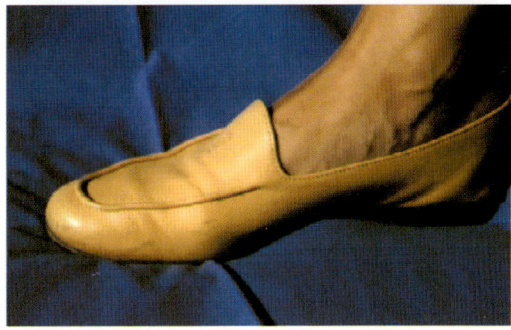

Bei den beiden letzten Übungen läuft das Blut besonders schnell aus den Beinen.

Wenn Sie unter Krampfaderbeschwerden leiden, ist es ideal, diese Übungen mehrmals täglich durchzuführen. Sie müssen selber entscheiden, wie oft Sie das einrichten können. Sie brauchen auch nicht immer alle Übungen durchzuziehen – passen Sie sich dem Moment und Ihrer Zeit an. Geben Sie sich eine Chance, regelmäßig zu sein, indem Sie zum Beispiel jedes Mal, wenn Sie Zähne putzen, Zehenstände machen. Alle Übungen im Stehen können an der Bushaltestelle oder auf dem Bahnsteig die Wartezeit füllen. Bankschalter, Schreibtisch und Fernsehsessel eignen sich ebenfalls für Übungen, im Stehen oder Sitzen.

> Ein paar Übungen für die Venen sollten Sie beherrschen. Sie sind leicht durchzuführen und sehr effektiv, wenn die Beine beginnen, schwer zu werden oder zu kribbeln.

Urlaub

In dieser schönsten Zeit des Jahres können Sie auch Gutes für Ihre Venen tun, und zwar an jedem Urlaubsort.

Die Anreise scheint oft eine der größten Hürden, denn langes eingeengtes Sitzen ist für die Venen nicht gut. Inzwischen sind Sie aber Experte im Umgang mit „venenwidrigen" Situationen: Wenn Sie das auf der Arbeit schaffen, dann doch erst recht auf dem Weg in den Urlaub!

> Die Luft im Flugzeug ist sehr trocken. Vergessen Sie nicht, viel zu trinken.

Lediglich der Autofahrer kann mit seinem rechten Fuß nicht ständig die Zehenbewegungen machen, das wäre zu gefährlich. Daher sind Pausen sehr wichtig!

In Flugzeug und Zug können Sie es sich bequem machen. Ziehen Sie keine enge Kleidung an, vor allem keine engen Hosen. Nehmen Sie dicke Socken mit und ziehen während der Fahrt Ihre Schuhe aus. Legen Sie, wenn möglich, im Zug die Beine auf den gegenüberliegenden Sitz. Lassen Sie die Zehen für Ihre Venen arbeiten!

> Die regelmäßig empfohlenen Pausen beim Auto fahren sind nicht nur für die Entspannung des Fahrers gut! Ihre Venen danken Ihnen einen kurzen Spaziergang.

Wärmere Länder sind begehrte Urlaubsziele. Der Strand bietet fantastische Möglichkeiten für Ihre Venen: Das Beste überhaupt, was Sie sich gönnen können, ist der Spaziergang durch das flache Wasser mit eingetauchten Waden. Barfuss über den Sand zu gehen fordert die Muskelpumpe! Das erfreut Ihre Venen genauso wie Schwimmen durch das kühle Wasser.

Die Wärme dehnt Ihre Venen, lässt sie stärker hervortreten und leichter sichtbar werden. Sie fördert auch Venenentzündungen. Daher ist es in der Wärme besonders wichtig, Kompressionsstrümpfe zu tragen. Befeuchten Sie die Strümpfe am Bein, das kühlt sogar besser, als sie auszuziehen!

Ob die Sonnenstrahlen selbst den Venen schaden wurde nicht bewiesen. Die Sonne wärmt mittags mehr als morgens und abends, daher sind diese Zeiten zu empfehlen, wenn Sie sonnen möchten.

Die Frage nach der idealen Wassertemperatur wird immer wieder aufgeworfen. Letztlich weiß niemand, welche Temperatur „noch gut" ist, welche schlecht ist. Lediglich das Gefühl drängt den Arzt, vom warmen Baden abzuraten.

Generell vor Thermalbaden zu warnen, erscheint übertrieben. Lassen Sie den gesunden Menschenverstand walten. Sollten Sie ein offenes Bein haben oder starke Braunverfärbungen, sollte Ihre Haut sehr dünn über den Venen geworden sein, wären Sie besser beraten, nicht in warmen Wasser zu baden, um die Haut nicht vollends aufzuweichen und zum Beispiel eine Blutung zu verursachen.

Immer wenn Ihre Beine untergetaucht sind, lastet ein beachtlicher Wasserdruck auf ihnen. Sie haben also unter Wasser ständig gute äußere

> Ausgedehnte Sonnenbäder verbieten sich heute sowieso wegen der bekannten Gefahren (Hautkrebs!)

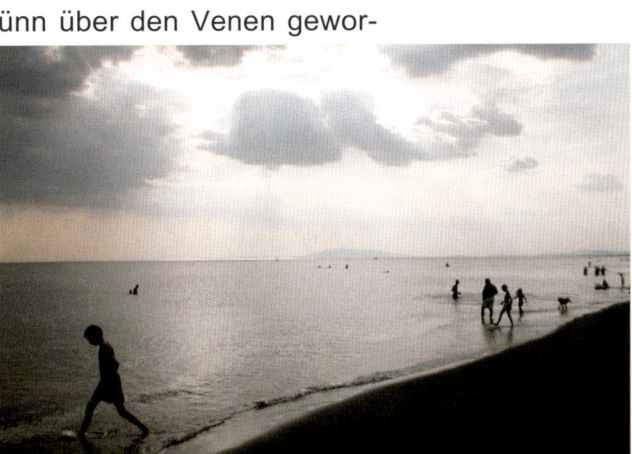

Wenn die Beine einen Meter untergetaucht sind, liegt der Druck des Wassers auf die Knöchel bei 80 mm Hg, also schon höher als bei der stärksten Kompressionsklasse!

Beschneiden Sie Ihre Wünsche und Bedürfnisse nicht prinzipiell wegen der Venen, nehmen Sie aber Ihren gesunden Menschenverstand mit auf die Reise!

Massieren Sie beim Cremen Ihre Beine immer von unten nach oben. Widmen Sie dem Vorgang ruhig etwas Zeit, diese Massage lindert Schmerzen und entleert auch das Gewebe!

Kompression. Viele Freibäder, auch am Urlaubsort, bieten Wasser-Aerobic an. Diese Sportart bietet viele Vorteile: Das Körpergewicht wird vom Wasser gehalten, das schont die Gelenke. Das Wasser ist kühl und regt daher die Durchblutung an. Der Wasserdruck ist stärker, als jede Kompression!

Der kulturelle Urlaub mit Museumsbesuchen wird durch Kombinieren mit Besichtigungsspaziergängen ebenso zur Anregung für die Muskelpumpe. Hierbei sollten Sie die Kompressionsstrümpfe tragen, da Sie länger Stehen!

Wander- oder Radfahrurlaub ist für Ihre Venen ein Geschenk. Achten Sie dabei auf nicht zu festes Schuhwerk!

Im Urlaub können Sie sich endlich mal so richtig Zeit nehmen zum Gehen, zum Schwimmen, zum Verwöhnen der Venen. Es ist der ideale Zeitpunkt, um das Venengehen zu erlernen, oder sich die Übungen mit den Zehen anzugewöhnen.

Körperpflege

Wärmeeinwirkung dehnt die Venen. Trotzdem können Sie getrost duschen; den Duschkopf mit heißem Wasser sollten Sie dabei nicht direkt auf die Beine richten. Tut Ihnen ein warmes Wannenbad gut, dann brauchen Sie auf diese Wohltat nicht zu verzichten, immerhin liegen Ihre Beine dabei hoch! Nach dem warmen Bad empfiehlt es sich aber, die Beine kalt abzuspülen, am besten nach Pfarrer Kneipp (siehe Seite 69).

Auch Ihre Haut leidet unter den Krampfadern. Sie wird brüchig, sie neigt zu Schuppung und kleinen Rissen, welche die Vorboten für ein offenes Bein sein können. Daher ist es wichtig, sie ausreichend zu fetten, möglichst täglich.

Verwenden Sie zum Fetten der Haut normale Körpercremes, mit möglichst wenigen Zusätzen, um Allergien vorzubeugen.

Mendoza, E., Berger H.A. - Krampfadern

Besonders gut eignet sich auch normales Speiseöl (Sonnenblumen, Oliven) oder kosmetische Öle (Leinsamen, Süßmandel, Aprikosen). Eine angenehm kühlende Wirkung erzielen Sie, wenn Sie die Salbe, die Creme oder das Öl im Kühlschrank lagern.

Sie können für diese pflegende und vorbeugende Maßnahme Kräuter zu Hilfe nehmen, indem Sie sich selber Salben bereiten (siehe Seite 72 - 73).

Tragen Sie Kompressionsstrümpfe, dann empfiehlt es sich, abends zu cremen, da die Strümpfe sonst fettig werden und schneller verschleißen.

Bürstenmassagen regen die arterielle Durchblutung der Haut an, sie unterstützten allerdings auch das Auftreten von Besenreisern. Daher sollten Krampfaderpatienten, insbesondere solche, die zu Besenreisern neigen, von Bürstenmassagen Abstand nehmen.

Viele Patienten mit Krampfadern berichten über die positive Wirkung der Sauna auf ihr allgemeines Befinden. Fragen diese Patienten ihren Phlebologen, ob Sauna bei Krampfadern sinnvoll oder schädlich ist, fällt die Auskunft der Ärzte sehr unterschiedlich aus, da hierzu keine wissenschaftlichen Erkenntnisse vorliegen.

Patienten, die leicht Venenentzündungen bekommen, sollten besonders vorsichtig mit der Sauna sein, da Wärme Venenentzündungen fördert.

Probieren Sie selber aus, wie ein oder zwei kurze Saunagänge, mit hoch gelagerten Beinen und anschließender ausgeprägter Kälteanwendung an den Beinen sich auf Ihre Venen auswirkt. Sind die Beine anschließend nicht geschwollen und treten die Venen nicht besonders dick hervor, können Sie getrost einmal in der Woche diesen Genuss gönnen.

Stören Sie Ihre Besenreiser kosmetisch, können Sie sie mit Make-up abdecken.

Moderne Stützstrümpfe sehen gut aus und sind bei Krampfadern besser, als gar nichts zu tragen!

Glossar

Adipositas	Fettleibigkeit
akut	plötzlich auftretend (im Gegensatz zu chronisch)
ambulant	nicht mit Aufenthalt im Krankenhaus verbunden
Anamnese	Krankheitsvorgeschichte
Angiologie	Lehre von den Erkrankungen der Blut- und Lymphgefäße
Antikoagulanzien	Medikamente zur Hemmung der Blutgerinnung
Antiphlogistika	entzündungshemmende Medikamente
Atrophie	Schrumpfung oder Verdünnung, bedingt durch Nichtgebrauch oder mangelnde Ernährung
Blow out	Verwölbung einer Vene durch Rückfluss aus der Verbindungsvene
Bypass	Aderersatz zur Umgehung verstopfter Schlagadern
chronisch	andauernd, wiederkommend (im Gegensatz zu akut)
Claudicatio intermittens	„Schaufensterkrankheit": Arterienverengung in den Beinen. Nach einer Anstrengung schmerzt es, nach einer Pause bessert es sich.
Crosse	Einmündungsstelle der oberflächlichen Venen in die tiefe Beinvene in der Leiste oder der Kniekehle.
Crossektomie	operativer Eingriff in der Leiste oder Kniekehle mit Durchrennung der Mündung der Stammvene ins tiefe Venensystem
Desinfektion	Keimabtötung durch chemische Substanzen, z.B. Alkohol
Diagnose	das Erkennen und Benennen einer Krankheit
distal	von der Körpermitte entfernt (Gegenteil: proximal)
Drainage	Ableitung von Flüssigkeit aus einer Körperregion
Ekzem	chronische Hautentzündung, meist mit Juckreiz.
Elefantiasis	dauerhafte stärkste Schwellung der Beine oder Arme bei Verstopfung der Lymphbahnen
Endothel	innerste Zellschicht an der Gefäßinnenseite
Fasziotomie	Eröffnung der Muskelfaszie
Fibrose	bindegewebige Durchsetzung des Gewebes, Verhärtung
Hämatom	Bluterguss
Hirudin	Gerinnungshemmender Stoff im Speichel des Blutegels
Hydrostatischer Druck	schwerkraftbedingter Druck in einer Flüssigkeitssäule, zum Beispiel in den Venen des Beines
Indikation	Begründung für den Einsatz einer Untersuchung / Behandlung

INR	Test zur Untersuchung der Gerinnung (ersetzt den „Quick"-Wert)
Inspiration	Einatmung
Insuffizienz	Funktionsuntüchtigkeit, Funktionsschwäche eines Organs
Intrakutannaht	Naht, bei der der Faden in der Haut verläuft, äußerlich unsichtbar.
Inzision	Einschnitt zur Eröffnung einer Gewebeschicht
Ischämie	mangelhafte Versorgung mit sauerstoffreichem Blut
Klappeninsuffizienz	Schließunfähigkeit der Venenklappen
Kollateralkreislauf	Umgehungskreislauf
konservativ	Behandlung ohne Operation (im Gegensatz zu operativ)
Kontraindikation	Gegenanzeige, Gründe gegen den Einsatz einer Untersuchungs- oder Behandlungsmethode
Krosse	siehe Crosse
Krossektomie	siehe Crossectomie
latent	vorhanden, aber noch nicht zum Vorschein gekommen
Leitvenen	Hauptvenen des tiefen Venensystems
Ligatur	Verschluss durch Zubinden mit einem chirurgischen Faden
Lipödem	Schwellung durch Wassereinlagerung im Fettgewebe
Lumen	Gefäßinnenraum
Melanoderm	Braunverfärbung der Haut bei lang anhaltender Venenerkrankung
Nekrose	abgestorbenes Gewebe
Ödem	Schwellung durch Wassereinlagerung im Gewebe
peripher	am Rande befindlich
Phlebektomie	Stückchenweise Entfernung von Venen
Phlebitis	Oberflächliche Venenentzündung
Phlebologie	Lehre von den Erkrankungen der Venen
Polyneuropathie	Erkrankung der Nerven außerhalb von Rückenmark und Gehirn
Postthrombotisches Syndrom	krankhafter Folgezustand nach Thrombose der tiefen Venen
Primäre Varizen	Krampfadern, deren Ursache bisher unbekannt ist
Prognose	Vorhersage über Verlauf und Ausgang einer Erkrankung
Prophylaxe	Maßnahme zur Krankheitsvorbeugung
proximal	zur Körpermitte hin (im Gegensatz zu distal)
Puls	durch den Herzschlag verursachte Druckwelle in den Arterien
Pulsfrequenz	Herzschlag pro Minute
Quick	Labortest zur Bestimmung der Gerinnungsfähigkeit des Blutes

Reflux	Rückfluss
Restless legs	rastlose, unruhige Beine
reversibel	umkehrbar, heilbar
Rezidiv	Wiederauftreten der Krankheit nach seiner Heilung-Behandlung
Risikofaktor	krankmachende Lebensbedingung
Rosenvene	Volkstümlicher Name für oberflächliche Sammelvene (von Rosenkranz, da die Venen sich durch ihre Klappen so anfühlen)
sekundäre Varizen	durch eine vorgeschaltete Ursache (z.B. Verschluss im tiefen Venensystem) nachträglich entstandene Krampfadern
Sklerose	Bindegewebige Verhärtung (siehe auch Fibrose).
Sklerosierung	Verödung durch Einspritzen eines Medikamentes in die Venen
Sonographie	Ultraschall
Stammvarikose	Krampfadererkrankung der oberflächlichen Sammelvenen
superfizial	oberflächlich
Symptom	Krankheitszeichen
Syndrom	Zusammenfassung zusammengehöriger Krankheitsbilder
Telangiektasien	Kleinste erweiterte Gefäße in der Haut
Thrombophilie	erhöhte Neigung zur Gerinnselbildung
Thrombophlebitis	Entzündung der Venenwand mit Gerinnselbildung
Thrombus	Blutgerinnsel in einem Blutgefäß
Ulcus cruris	„offenes Bein" oder „Beingeschwür". Wunde am Knöchel, meist durch schwere Venenerkrankung verursacht, Seltener durch Lähmungen, Erkrankungen der Schlagadern, Blutzuckererhöhung.
Varikose,Varikosis	Krampfadererkrankung
Varizen	Krampfadern
Vena saphena magna	Vordere Sammelvene, vom Innenknöchel zur Leiste Abkürzung V.s.m.
Vena saphena parva	Hintere Sammelvene, vom Außenknöchel zur Kniekehle Abkürzung V.s.p.
Venen	Gefäße, die das sauerstoffarme Blut zum Herzen transportieren
Venenentzündung	siehe Thrombophlebitis
Veneninsuffizienz	Rückfluss in den Venen, fehlendes Funktionieren der Venenklappen
Venenklappen	Ventile in den Venen, die den Rückfluss des Blutes vermeiden.
Venentonus	Venenwandspannung
Viskosität	Zähflüssigkeit

.A. - Krampfadern

Sachregister

Weiterführende Literatur

Allgemeine Ratgeber:
* Anette Bopp: Gesunde Beine, Stiftung Warentest, 1996
  Sehr ausführliche Beschreibung, sachlich, gut verständlich
* Hartmut Haid: Keine Angst vor Venenleiden, Verlag Robert Gessler, 1998
* Mareile Wengenroth: Venenerkrankungen,
  Neuerscheinung bei Karl Haug
  Beides medizinisch orientierte Ratgeber für Patienten mit Krampfadern

Pflegemaßnahmen bei offenem Bein:
* Heidi Heinhold, Christian Heering, Peter Kümpel: Venenerkrankungen und Thrombose, Thieme, 2002
  Sehr ausführliche Angaben zur Pflege des offenen Beines, richtet sich an Pflegepersonal, ist aber sehr gut verständlich
* Hans-Dieter Lohfink: Konservative Phlebologie, Diagnostik – Therapie – Ratgeber, Schattauer Verlag, 1997
  Buch für Mediziner, jedoch sehr verständlich auch für den Laien. Schwerpunkt in der Behandlung des offenen Beines

Diätberater:
* Heinrich Herget, Ruth Kunz-Bircher, Ralph Bircher: Bircher-Benner-Diätbücher – Handbuch für Venenkranke, Bircher-Benner-Verlag, 1991

Rezepte und Beratung gezielt für den Patienten mit Krampfadern

Thrombose:
* Broschüre der Firma Leo: unter www.leo-pharma.de finden Sie eine umfangreiche Information für Patienten. Sonst bitten Sie Ihren Arzt um die Patienten-Informations-Broschüre, er kann sie bei der Firma anfordern.
  Sehr informativ und verständlich!
* Reisethrombose s. www.reise-struempfe.de

Naturheilkundlicher Berater:
* Nikolaus Linde, Claudio Duff: Natürliche Hilfe bei Durchblutungsstörungen, Midena, 1999.
  Medizinisch orientierter Laienratgeber mit ausgedehntem Kapitel zu naturheilkundlichen Verfahren für Patienten mit Krampfadern

Anleitung für Venengymnastik und Walking:
* Heike Hoefler, Aktiv + gesund, Venengymnastik, blv, 2002
* Erich Werner, Wolfgang Vanscheidt: Venentraining, den Beinen zuliebe, Kagerer, 1993
  Venengymnastik und Venengehen werden ausführlich beschrieben

Erklärung medizinischer Fachausdrücke für den Laien:
* Bibliographisches Institut Mannheim, Georg Thieme Verlag, 1985 Duden, Das Wörterbuch medizinischer Fachausdrücke

Adressen

Deutsche Gefäßliga e.V.
Postfach 4038
69254 Malsch bei Heidelberg
Tel.: 07253 – 262 28
Fax: 07253 – 27 81 60
www.deutsche-gefaessliga.de

Deutsche Gesellschaft für CHIVA e.V.
Speckenstr. 10, 31515 Wunstorf
Tel.: 05031 – 91 29 41
Fax: 05031 – 91 29 42
www.chiva.info

Deutsche Gesellschaft Venen e.V.
Postfach 18 10, 90007 Nürnberg
Tel.: 0911 – 598 86 0
Fax: 0911 – 59 12 19
DGVenen@bigfoot.de

Deutsche Venenliga e.V.
Sonnenstraße 6
56864 Bad Bertrich
0800 – 444 333 5
www.venenliga.de

Venen und Wissen e.V.
www.venenfit.de
Jeden Mittwoch von 18:30 – 19:15 Uhr
Chat mit Experten für Jedermann

Schweiz:
Schweizerische Gesellschaft für
Phlebologie
Zentrum St. Leonhard
Dr. M. Casanova
Pestalozzistr. 2, CH – 9001 St. Gallen

Venen-Liga Schweiz
Dr. Linde
Rorschachstr. 150
CH- 9006 St. Gallen
Tel: 071 – 250 17 17

Österreich:
Arbeitgruppe Phlebologie
Dr. N. Zinnagl
Postfach 46, A – 1095 Wien
Tel.: + 43 / 1 / 408 00 59,
Fax: + 43 / 1 / 402 00 30

AG Phlebologie der österreichischen
Gesellschaft für Dermatologie
Landeskrankenanstalten Salzburg
Müllner Hauptstr. 48,
A- 5020 Salzburg

Dieses Buch wurde auf chlorfrei gebleichtem
und säurefreiem Papier gedruckt.

Krampfadern

So werden sie behandelt -
so können Sie vorbeugen

Ein Ratgeber
von Kneipp bis CHIVA

Verlag: Arrien GmbH

ISBN 3 – 9808990 – 0 – 4 neubearb. und erw. Aufl.
(ISBN: 3-8068-2545-9 Erstausgabe)

2., erweiterte und völlig überarbeitete Auflage
Erstauflage: Herausgeber Dr. med. Günter Gerhardt,
Autoren: Dr. med. Erika Mendoza, Dr. med. Hans-Arrien Berger, 2000
ISBN: 3-8068-2545-9
Falken Verlag

Druck: TbS blueSign, Print & Medien, Hannover